Eberhard J. Wormer

OPTIMALE LABORWERTE

Durchblick bei Herz, Nieren, Schilddrüse & Co.

Mit Gesundheitstipps und wertvollen Rezepten

VORWORT

Liebe Leserin, lieber Leser,

es ist fast wie in einem Krimi. Der „Tatort“ ist Ihr Körper. Ihr Wohlbefinden ist abhandengekommen und Sie leiden unter rätselhaften Beschwerden oder Gesundheitsstörungen? Was tun? Wenn Sie mit Ihren Fragen nicht mehr weiterkommen, beauftragen Sie am besten die „Spurensicherung“ mit der Fahndung nach dem „Täter“. Diese Aufgabe übernimmt die Labormedizin.
Die Spurensuche nach den Ursachen von Symptomen und Erkrankungen stützt sich zum wesentlichen Teil auf Laboruntersuchungen. Und der Laborbefund liefert nicht selten wertvolle, wenn nicht gar entscheidende diagnostische Hinweise. Mithilfe von Laboranalysen kann man zudem Krankheitsverläufe und den Erfolg einer Behandlung kontrollieren. Auch gesunde Menschen profitieren davon, da sie nützliche Hinweise zur Gesundheitsvorsorge, zur Vorbeugung von Erkrankungen und Vermeidung von Risiken bekommen. Auch der gesunde Lebensstil spiegelt sich in den Laborwerten wider.
Alles was nötig ist, ist ein wenig Blut, eine Urin- oder eine Stuhlprobe. Wer sich einen aktuellen Überblick über nur zehn bis zwanzig Laborwerte verschafft, gewinnt einen guten Eindruck über den Funktionszustand der wichtigsten Organsysteme. Ursachen für Gesundheitsstörungen lassen sich rasch ermitteln oder ausschließen – ohne großen Aufwand oder Belastung. Die Kompetenz zur Beurteilung Ihrer Laborwerte hat Ihr Arzt. Er sollte unter Berücksichtigung weiterer Befunde zur begründeten Bewertung einer medizinischen Fragestellung kommen. Der einzelne Laborwert hat selten Beweiskraft für die Diagnose einer Erkrankung und die Prognose ihres Verlaufs.
Mittlerweile gibt es zahlreiche Laboranalysen auch als Selbsttest für den Hausgebrauch. Frauen können rasch herausfinden, wann ihre fruchtbaren Tage sind, oder ob sie ein Kind bekommen. Gesundheitsbewusste Menschen testen ihren Cholesterinwert oder ihren Vitamin-D-Status in Eigenregie. Das spart viel Zeit und Geld. Sie können dadurch beunruhigende Vorgänge in Ihrem Körper deuten und Ihren Lebensstil anpassen – nicht selten verschwinden dann vormals unerklärliche Beschwerden. Das gelingt besonders gut mit den leckeren Rezepten, die speziell für die jeweiligen Laborwerte vorgestellt werden.
Es lohnt sich, über die Grundzüge der Labormedizin und die häufigsten Laborwerte Bescheid zu wissen.

Dr. med. Eberhard J. Wormer

INHALT

WAS SIE ÜBER LABORWERTE WISSEN SOLLTEN

Labortests gehören zu den wichtigsten und häufigsten Maßnahmen, die ein Arzt für seine Patienten anordnen kann. Die Analyse eines Tropfens Blut oder Urin liefert wertvolle Hinweise auf die Ursache einer Krankheit und über den Verlauf einer Therapie. Am Ende der Laboruntersuchung stehen die Laborwerte bzw. der Laborbefund: eine Liste mit Zahlen, deren Bedeutung sich nicht auf den ersten Blick erschließt. Was verbirgt sich dahinter? Bei der Fülle messbarer Laborwerte und möglicher Interpretationen fällt die Antwort auf diese Frage selbst Ärzten und Experten oft nicht leicht. Grundsätzlich gilt Folgendes zur Beurteilung der Aussagekraft von Laborwerten:

- Laborwerte allein sind für die Diagnose einer Erkrankung nicht ausreichend.
- Laborwerte müssen immer zusammen mit anderen Befunden betrachtet werden, etwa der Krankheitsvorgeschichte (Anamnese) oder den Ergebnissen einer körperlichen Untersuchung.
- Ob ein Mensch krank oder gesund ist, wird nicht anhand seiner Laborwerte entschieden!
- Laborwerte unterliegen (wie wir selbst) ständiger Veränderung und geben meist nur Hinweise auf den aktuellen Zustand.

Vom „Normalwert“ abweichende Laborwerte bedeuten nicht automatisch, dass man krank ist – andererseits kann trotz normaler Laborwerte eine Gesundheitsstörung vorliegen.

Blut- und Urinuntersuchungen im Labor bilden die erste und beste Möglichkeit, aktuelle Informationen über den Funktionszustand des Körpers zu bekommen. Die Analyse von Blut- und Urinproben kann nützliche Hinweise auf die Ursache einer Krankheit und über den Verlauf einer Therapie geben. Laborwerte können auch zur Kontrolle der Wirksamkeit einer Behandlung und zur Beurteilung eines Krankheitsverlaufs benutzt werden.

Das Ergebnis der Laboranalyse ist somit ein wichtiger – und häufig entscheidender – Beitrag der „Spurensicherung“ (Laborbefund) auf der Suche nach dem „Täter“ (Erkrankung, Diagnose).

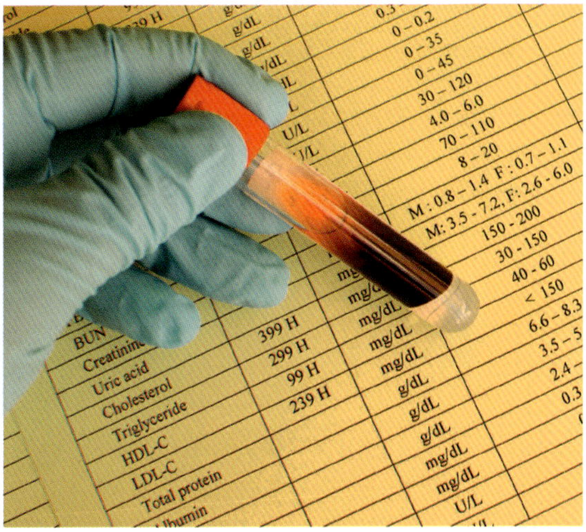

SPURENSUCHE BEI GESUNDHEITSPROBLEMEN

Laborbefunde liefern nützliche Hinweise auf den Funktionszustand des Körpers. Sie können einen Krankheitsverdacht erhärten, eine Diagnose bestätigen oder ausschließen. Um zur richtigen Diagnose zu gelangen, sind aber noch weitere Untersuchungen nötig.

Zum Basisprogramm gehören Puls- und Blutdruckmessung sowie eine einfache körperliche Untersuchung. Außerdem kann Ihr Arzt Labortests in Auftrag geben. Er wird Sie zur Blutabnahme bestellen und Sie möglicherweise um eine Urinprobe bitten. Die Laboruntersuchung klärt Fragen zum allgemeinen Körperzustand, zu Organstörungen oder Beschwerden bzw. zum Verdacht auf bestimmte Krankheiten. Der Laborbefund ist zusammen mit den Ergebnissen anderer Untersuchungen für den Arzt ein sehr wertvolles Hilfsmittel, um zu einer Diagnose zu gelangen. Laborwerte sind Kenngrößen für den Gesundheitszustand. Sie geben aber auch Aufschluss über die Funktion einzelner Organe oder Organsysteme.

DREI ANLÄSSE FÜR LABORTESTS

Labortests werden dann verordnet, wenn ein Patient zum ersten Mal in eine Arztpraxis kommt, wenn er unklare Beschwerden hat, der Verdacht auf eine körperliche Erkrankung vorliegt oder Therapie- oder Krankheitsverlauf kontrolliert werden sollen. Labortests gehören darüber hinaus zur jährlichen bzw. zweijährlichen Vorsorgeuntersuchung.

Vorsorgeuntersuchungen

Jeder Krankenversicherte kann einmal jährlich (bzw. ab dem 35. Lebensjahr alle zwei Jahre) beim Arzt einen Gesundheits-Checkup durchführen lassen. Er umfasst die Anamnese, eine kurze körperliche Untersuchung sowie die Überprüfung von Blutserumwerten (Cholesterin, Glukose, Harnsäure, Kreatinin) und des Urins (auf Eiweiß, Zucker, Erythrozyten, Leukozyten, Hämoglobin, Nitrit). Dieses Basis-Laborprogramm gibt einen guten Überblick über den aktuellen Zustand der wichtigsten Körperfunktionen.

Kontrolluntersuchungen

Wenn bekannt ist, dass ein Patient an einer Erkrankung leidet oder bestimmte Arzneimittel einnehmen muss, kann durch Bestimmung von Laborwerten der Krankheitsverlauf beurteilt werden. Blutuntersuchungen zeigen auch, ob ein Arzneimittel richtig dosiert und wirksam ist – oder überhaupt eingenommen wurde.

Notfall und Operation

In Notfallsituationen geben bestimmte Laborwerte wie die Konzentration der Elektrolyte (Natrium, Kalium, Calcium, Magnesium, Chlorid, Phosphat, Hydrogencarbonat) oder der Blutgase sowie das kleine Blutbild wichtige Hinweise auf den Zustand des Patienten und weitere nötige Maßnahmen. Vor jeder Operation werden Laboruntersuchungen durchgeführt, um mögliche Risikofaktoren oder Vorerkrankungen zu erkennen. Das Blutgerinnungssystem des Patienten ist von besonderer Bedeutung, um Blutungsrisiken vor dem Eingriff identifizieren zu können.

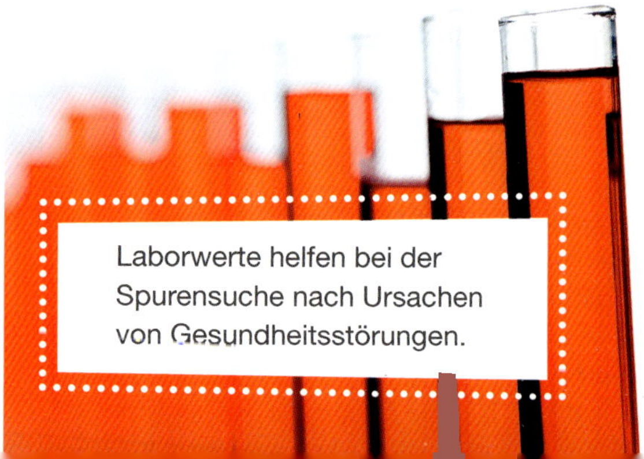

PROBENMATERIAL FÜR LABORTESTS

Material, das für eine Laboranalyse geeignet ist, wird auf unterschiedliche Weise gewonnen. In neun von zehn Fällen werden Blut und Urin als Untersuchungsmaterial für Laboranalysen benutzt. Außer Blut-, Urin- und Stuhlproben werden gelegentlich andere oder zusätzliche Körperstoffe benötigt, etwa Speichel, Magensaft oder Gewebeproben.

- Blutprobe: Am häufigsten wird dunkelrotes venöses (sauerstoffarmes) Blut aus einem Blutgefäß im Bereich der Ellenbeuge mithilfe einer dünnen Kanüle entnommen. Bei anderen Gelegenheiten, etwa zur Blutzuckerkontrolle, nimmt man Kapillarblut ab. In der Regel wird das Ohrläppchen oder die Fingerkuppe mit einer kleinen Lanzette punktiert.
  Hellrotes arterielles (sauerstoffreiches) Blut wird überwiegend für spezielle Fragestellungen in Kliniken gebraucht.
- Urinprobe: Urin wird meist mit einem Teststreifen analysiert. Für manche Untersuchungen muss über 24 Stunden die gesamte Urinmenge in einem sauberen Zweilitergefäß gesammelt werden (24h-Urin: 8 Uhr morgens bis 8 Uhr abends).
- Stuhlprobe: Am häufigsten werden Stuhlproben zum Nachweis von verborgenem, also für das bloße Auge unsichtbarem (okkultem) Blut im Stuhl benutzt. Auf spezielle Briefchen mit Testfeldern wird die Stuhlprobe aufgetragen. Größere Stuhlproben für Untersuchungen anderer Art werden in spezielle Gefäße gefüllt.

BLUT IM LABOR

Blut ist nicht nur ein roter Körpersaft, sondern eine lebenswichtige nährende und schützende Flüssigkeit, die ununterbrochen in einem komplexen Gefäßsystem zirkuliert. Alle Organe müssen mit Blut versorgt werden und optimal durchblutet sein, damit sie ohne Störung funktionieren. Deshalb bietet die Analyse einer Blutprobe eine gute Möglichkeit, sich umfassend über Körperfunktionen zu informieren.
Da Blut fast jeden Winkel und alle Organe unseres Körpers erreicht, ist es für laborchemische Untersuchungen besonders gut geeignet. Mit mikroskopischen und klinisch-chemischen Verfahren können die Zellen des Blutes beobachtet und beurteilt werden, Aussagen über Organfunktionen sind möglich. Aus Sicht des Labormediziners ist Blut eine „Datenbank“, die lebenswichtige Informationen enthält.
Ein einziger Tropfen Blut, der im Labor untersucht wird, kann wertvolle Hinweise auf mögliche Gesundheitsstörungen oder Erkrankungen geben. Die Basisuntersuchungen des Blutes umfassen das Blutbild, das Differenzialblutbild, die Blutkörperchensenkungsgeschwindigkeit und die Blutgerinnung. Vollblut kann auch mikrobiologisch im Rahmen einer Blutkultur zur Anzüchtung und Bestimmung von Krankheitserregern bei Infektionsverdacht verwendet werden.

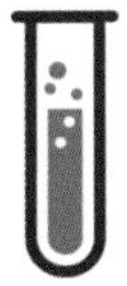

Die Blutentnahme

Zur Blutentnahme sind alle oberflächlichen Venen der Ellenbeuge, des Unterarms und des Handrückens geeignet. In der Regel werden die gut zugänglichen Adern in der Ellenbeuge benutzt. Meist wird das Blut dem sitzenden Patienten zwischen 7 Uhr und 9 Uhr morgens oder auch später entnommen. In der Regel sollten Sie nüchtern sein und 12 bis 14 Stunden nichts gegessen haben. Sie sollten zudem während der letzten 24 Stunden keine alkoholischen Getränke konsumiert und drei Tage vor der Blutentnahme keine anstrengenden körperlichen Aktivitäten ausgeführt haben.

Urin unter dem Mikroskop

Die mikroskopische Untersuchung des sogenannten „Harnsediments“ ist vor allem dann sinnvoll, wenn aktuelle Beschwerden oder chronische Erkrankungen der Nieren und der Harnwege vorliegen oder wenn mittels Teststreifen Blut im Urin nachgewiesen wird. Harnsediment besteht aus festen organischen und anorganischen Bestandteilen des Urins, die sich nach dem Zentrifugieren (oder wenn der Harn länger steht) am Boden des Sammelgefäßes absetzen. Harnsediment kann Epithelzellen, Blutkörperchen, winzige zylindrische Teilchen und Kleinstlebewesen (Mikroorganismen) sowie Kristalle anorganischer Salze enthalten.

Urin-Mikrobiologie

Wenn die Untersuchungsergebnisse darauf hinweisen, dass eine infektiöse Erkrankung vorliegt, ist eine mikrobiologische Untersuchung des Urins sinnvoll. Krankmachende Keime können so identifiziert und Infektionsherde lokalisiert werden. Auch die Wirksamkeit bestimmter Antibiotika lässt sich mikrobiologisch nachweisen, wenn Urin auf Nährböden aufgebracht wird. Man kann herausfinden, ob nur ein einziger Bakterienstamm oder gleich mehrere verantwortlich sind und welcher Keim die Harnwegsinfektion verursacht hat.

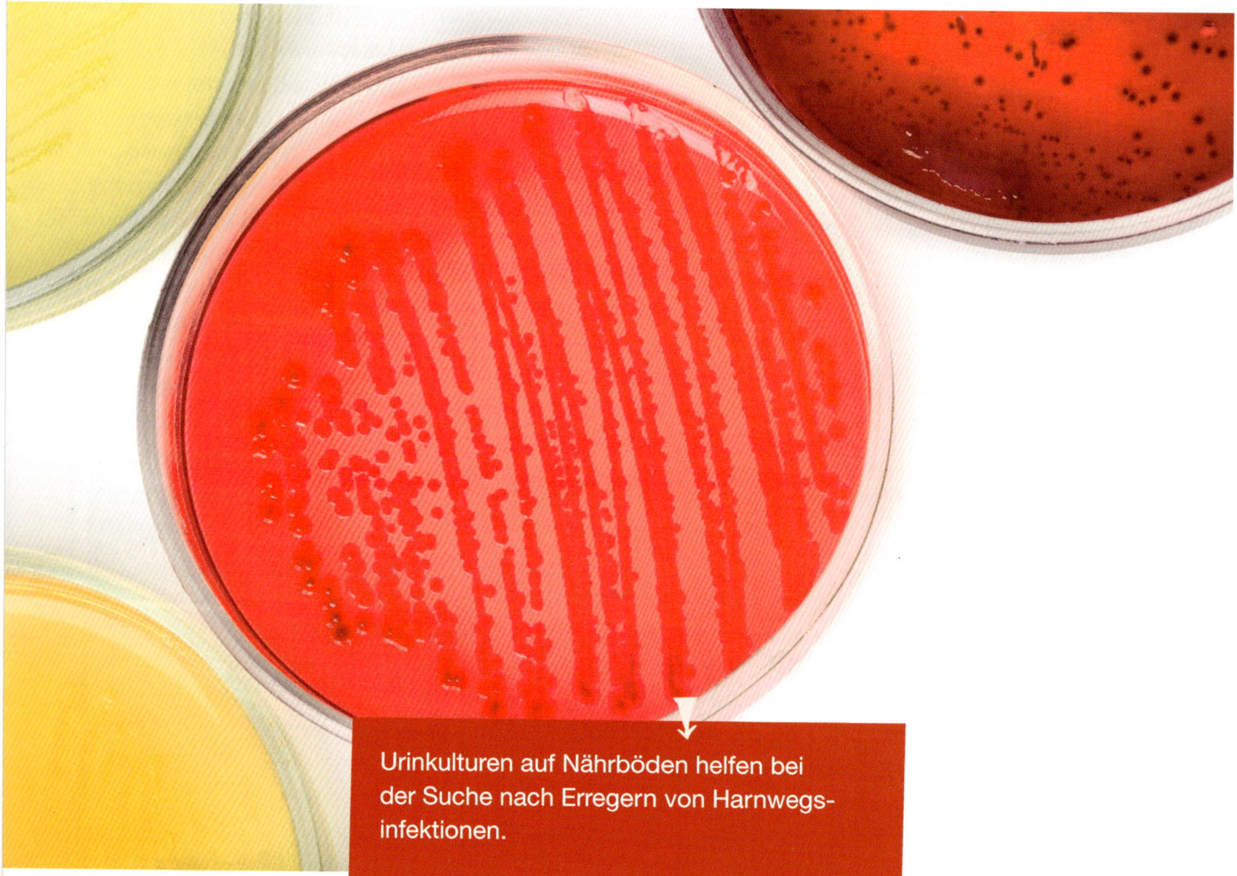

Urinkulturen auf Nährböden helfen bei der Suche nach Erregern von Harnwegsinfektionen.

STUHL IM LABOR

Die normale Farbe des Stuhls ist bräunlich und wird durch den Gallenfarbstoff Bilirubin hervorgerufen. Farb- und Konsistenzveränderungen wirken oft sehr beunruhigend, sind aber oft von harmloser Natur. Dennoch:
Deutlich sichtbare Veränderungen des Stuhls sowie plötzliche Veränderungen der Stuhlgewohnheiten sollten Anlass für einen Arztbesuch sein, damit ernsthafte Erkrankungen frühzeitig erkannt und behandelt werden. Die Untersuchung des Stuhls ergibt wertvolle Hinweise auf Darmfunktionsstörungen oder den genaueren Ursprung einer Vielzahl möglicher Erkrankungen.
Der menschliche Organismus scheidet verbrauchte und unverdauliche Nahrungsbestandteile sowie Giftstoffe mit dem Stuhl aus. Die mit dem Mund aufgenommene Nahrung durchläuft den gesamten Verdauungstrakt, bestehend aus Speiseröhre, Magen, Dünn-, Dick- und Enddarm, und wird als Stuhl über den Anus ausgeschieden. Der Verdauungsvorgang dauert insgesamt etwa 24 Stunden. Die wichtigste Stuhluntersuchung ist der Test auf verborgenes (okkultes) Blut.
Die normale Verdauung ist nur mithilfe verschiedener Arten von Bakterien (Darmflora) im Darmtrakt möglich – unter anderem Laktobazillen und *E.-coli*-Bakterien. Ein ausgewogenes Mengenverhältnis der verschiedenen Bakterienpopulationen ermöglicht den ungestörten Verdauungsprozess. Wenn man sich über den Zustand der Darmfunktion oder der Darmschleimhaut noch genauer informieren will, können Untersuchungen der Stuhlflora im Labor sinnvoll sein.

Praxistipp: Farbe im Stuhl!

- Hellrote Blutauflagerung kann von Hämorrhoiden oder einer Blutung im Enddarm stammen.
- Blutrote Färbung des Stuhls verweist auf eine mögliche Blutung im Dickdarm.
- Schwarze Färbung („Teerstuhl") kann auf eine Blutung im oberen Darmbereich oder im Magen wie auch auf eine Behandlung mit eisen- oder kohlehaltigen Arzneimitteln zurückgehen.
- Helle, lehmige Beschaffenheit des Stuhls ist typisch für eine Störung der Fettverdauung oder einen behinderten Galleabfluss.
- Graue, salbenartige Beschaffenheit kann mit einer Erkrankung der Bauchspeicheldrüse zu tun haben.
- Vermehrt unverdaute Nahrungsbestandteile wie Muskelfasern, Stärke oder Fett im Stuhl weisen auf Fehlfunktionen der Bauchspeicheldrüse, der Gallenblase oder des Dünndarms hin.

ANALYSEN IM LABOR

Wenn geeignete Proben zur Verfügung stehen, werden sie an ein Labor geschickt. Dort werden sie je nach Material und Fragestellung mit unterschiedlichen Methoden analysiert.

- Augenschein: Farbe oder Trübungen einer Probe (etwa bei Blut oder Urin) können auf krankhafte Prozesse hinweisen.
- Laborchemie: Zur Analyse von Körperflüssigkeiten wie Blut (Hämatologie) benutzt man meist chemische Verfahren. Laborproben werden in der Regel zentrifugiert und mit Zusatzstoffen (etwa Citrat zur Hemmung der Gerinnung) versetzt. Auch bei Teststreifen werden chemische Reaktionen (Farbreaktionen) ausgenutzt.

- Elektrophorese: Diese Methode wird vor allem zur Beurteilung von Eiweiß im Blut benutzt. Abhängig von ihrer Größe wandern Eiweißstoffe unterschiedlich schnell im flüssigen Medium, das einem elektrischen Feld ausgesetzt ist. Das Resultat erlaubt Rückschlüsse auf Beschaffenheit und Mengenverhältnisse der einzelnen Eiweißkörper.
- Mikroskopie: Unter dem Mikroskop können Formen (Morphologie) von Zellen, Zellbestandteile, Mikroorganismen und Gewebeproben begutachtet werden.
- Mikrobiologie: Solche Tests dienen dem Nachweis von infektiösen Erregern wie Bakterien oder Pilzen. Probenmaterial wird auf Nährböden aufgebracht und das Ergebnis (Keimvermehrung) nach Tagen oder Wochen bewertet.
- Genanalyse: Insbesondere bei Fragestellungen zu Erbkrankheiten, bei Vaterschaftstests oder zur Klärung von Identitäten werden Genanalysen (z. B. DNA-Analyse) durchgeführt.
- Immunologie: Mit speziellen Verfahren können Funktionen des Immunsystems geprüft werden (z. B. Serologie).

WAS SIND LABORWERTE?

Laborwerte sind die Ergebnisse von Labortests. Laborwerte werden als normal, krankhaft verändert (pathologisch) oder nicht beurteilbar (unbestimmt) im Vergleich zu Normalwerten (Referenzwerten) eingestuft. Sie werden aber erst dann zur nützlichen Information, wenn geklärt ist, was unter einem „normalen" (Normal-/Referenzwert) bzw. „pathologisch veränderten" Messwert zu verstehen ist.

Um zu einem Normal-/Referenzwert zu gelangen, müssen die Messwerte bei einem repräsentativen Querschnitt der gesunden Bevölkerung bekannt sein. Aus diesen Messwerten wird dann ein Durchschnittswert festgelegt, der als Norm- oder Normalwert (Referenzwert) gilt. Individuelle Laborwertveränderungen werden mit den normalen Laborwerten einer gesunden Bevölkerung (Referenzbereich) verglichen und beurteilt.

- Normalwerte: Da sich der „Normalzustand" nicht in einem punktgenauen Wert ausdrückt, spricht man besser vom Normalwert- oder Referenzwert*bereich*. Dabei wird vorausgesetzt, dass bei 95 Prozent der gesunden Menschen das Analyseergebnis in diesen Bereich fällt, während es bei 5 Prozent aller Menschen zwar außerhalb liegt, ohne dass sie jedoch erkrankt sind. Gültige Normal-/Referenzwertbereiche werden von Zeit zu Zeit korrigiert bzw. verändert oder neue Parameter kommen hinzu (Beispiele: Blutzucker und Cholesterin). Auf Seite 126 finden Sie eine Tabelle mit den wichtigsten Laborwerten und deren Normalwertbereichen (Referenzwertbereichen).
- Grenzwerte: Bei den meisten Laborwerten gibt es obere und untere Grenzwerte, die noch im Normalwertbereich liegen.
- Positiv-/Negativwerte: Bei manchen Laborwerten ist nur die Frage von Bedeutung, ob ein gesuchter Stoff vorhanden ist (Testergebnis „positiv") oder nicht (Testergebnis „negativ"). Häufig ist ein „positives" Testergebnis für den Betroffenen ungünstig, da es auf eine krankhafte Veränderung hinweist.
- Fehlwerte: Laborwerte können durch unterschiedliche Umstände falsch oder fehlerhaft sein. Es gibt falsch-positive und falsch-negative Messwerte. Dies kann auf Fehlern bei der Vorbereitung des Patienten, bei der Probenentnahme oder bei der Laboranalyse beruhen. In der Regel unterliegen medizinische Labors strengen und umfangreichen Qualitätskontrollen. Häufig werden Laborwerte mehrfach kontrolliert, um das Ergebnis der Analyse zu bestätigen.

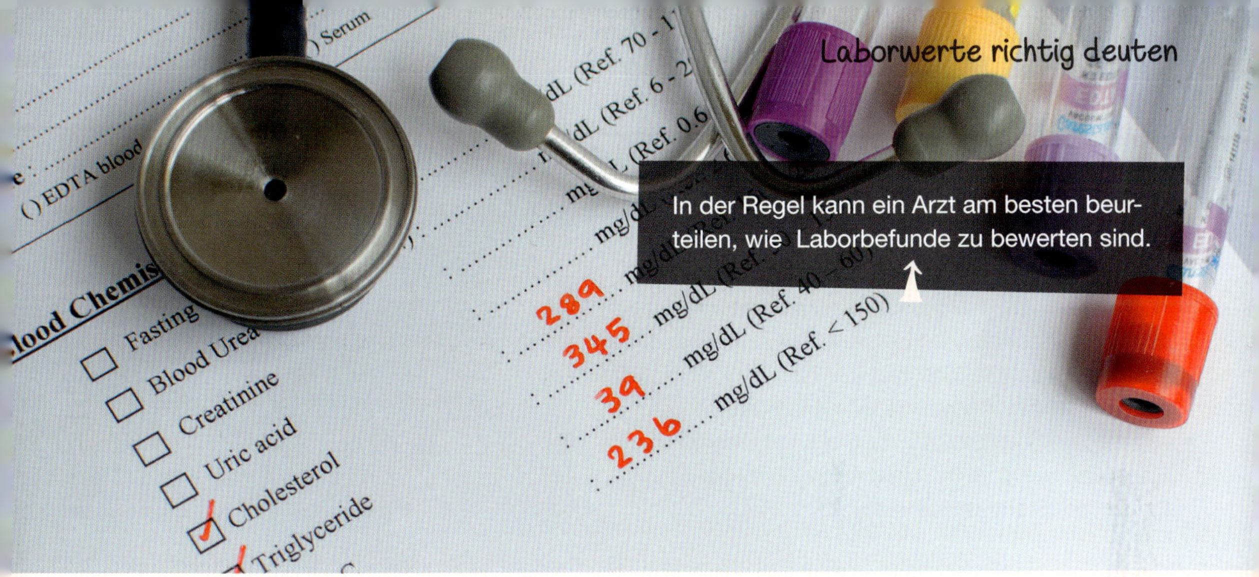

In der Regel kann ein Arzt am besten beurteilen, wie Laborbefunde zu bewerten sind.

MESSEN MIT EINHEITEN

Laborwerte werden in unterschiedlichen Maßeinheiten angegeben. Die häufigsten sind Gewichts-, Flüssigkeits- und Zeitmaßeinheiten (etwa Gramm, Liter oder Sekunde). Die Maßeinheit gibt an, in welchem Verhältnis der gesuchte Stoff (etwa Cholesterin) zu der Körpersubstanz steht, in der er gemessen wurde (in diesem Fall Blut). Es gibt aber auch Maßeinheiten, die die Aktivität von bestimmten Stoffen kennzeichnen, etwa wie schnell ein Enzym eine bestimmte Substanz verändern kann.
Maßeinheiten werden meist mit Buchstabenkombinationen, zum Beispiel „mg/l“ (Milligramm pro Liter) abgekürzt, die hinter den gemessenen Zahlenwert gestellt werden. Beispielsweise bedeutet 50 g/l, dass 50 Gramm des gesuchten Stoffs in einem Liter Flüssigkeit gemessen wurden. Auch die Maßeinheiten „internationale Einheit“ gleich „IE“ oder engl. „IU“ sind gebräuchlich.

Die Stoffmengen-Maßeinheit „mol“ entspricht dem Molekulargewicht in Gramm und gibt die Zahl der Teilchen an, die in einem Liter einer Flüssigkeit enthalten sind. Vor der Maßzahl mit nachfolgender Einheitsangabe können auch Größer- oder Kleiner-Zeichen stehen:

- „>“ bedeutet „größer als“ der nachfolgende Wert.
- „<“ bedeutet „kleiner als“ der nachfolgende Wert.
- „≥“ bedeutet „größer als oder gleich groß wie“ der nachfolgende Wert.
- „≤“ bedeutet „kleiner als oder gleich groß wie“ der nachfolgende Wert.

Innerhalb von Maßeinheiten steht häufig das Zeichen „/“ (etwa bei „g/l“), was „pro“ bedeutet: In diesem Sinne wird „g/l“ als „Gramm pro Liter Flüssigkeit“ gelesen.

LABORWERTE RICHTIG DEUTEN

Laborwerte sind Momentaufnahmen der Körperfunktionen zum Zeitpunkt der Probenentnahme. Laborwerte sagen deshalb nur etwas über den aktuellen Zustand der Körperfunktionen aus. In jedem Fall ist Ihr Arzt diejenige Person, die am besten beurteilen kann, ob ein Laborbefund zu

Ihren Beschwerden passt oder nicht. Liegen ein oder mehrere stark von der Norm abweichende Laborergebnisse vor, sollte man diese Laborwerte erneut überprüfen oder weitergehende Untersuchungen durchführen. Trotz moderner Analysetechniken besteht bei Laborbefunden keine absolute Sicherheit, dass die ermittelten Werte auch richtig sind. Bei bis zu zehn Prozent der Laboranalysen muss mit falschen Ergebnissen gerechnet werden. Aus diesem Grund können Laborwerte immer nur zusammen mit anderen Untersuchungsbefunden angemessen beurteilt werden.

Praxistipp: Laborbefund!

Lassen Sie sich Ihre Laborwerte von Ihrem Arzt erklären. Lassen Sie sich eine Kopie des Laborbefundes geben und versuchen Sie Ihre Laborwerte selbst zu deuten. Im Laborbefund sind die Analyseergebnisse dokumentiert, die Einheiten und Referenzbereiche sowie Abweichungen werden aufgeschlüsselt.

LABORTEST ZU HAUSE

Für einige wichtige Laborwerte gibt es mittlerweile auch Tests für den Hausgebrauch. Sie sind in der Apotheke erhältlich und werden auch im Internet angeboten (z. B. auf www.amazon.de). Es ist gut, dass gesundheitsbewusste Menschen die Möglichkeit haben, Laborwerte in Eigenregie zu bestimmen. Solche Tests sind in der Regel einfach anzuwenden und liefern verlässliche Ergebnisse, wenn man sich an die Vorgaben der Gebrauchsanweisungen hält. Ist ein Testergebnis auffällig, sollte man sich für eine Beratung beim Arzt entscheiden, um Klarheit zu bekommen.

Der Labortest zu Hause hat zahlreiche Vorteile. Man kann den Test unabhängig von der Sprechstunde eines Arztes zu einem beliebigen Zeitpunkt durchführen. Man muss sich nicht kostenintensiv beraten lassen, wenn man gut informiert ist – und man spart Zeit. Oftmals kostet ein Selbsttest deutlich weniger als das Angebot der Arztpraxis – und man kann via Internet seine Laborwerte rasch abrufen.

Eine Schwierigkeit von Selbsttests ist die Blutentnahme für Laborproben. Das ist nicht jedermanns Sache. Dennoch ist es auch für Laien machbar. In der Regel benutzt man Kapillarblut nach einem Einstich in die Fingerbeere. Mit etwas Geduld werden Sie erfolgreich Blut abnehmen können.

Praxistipp: Laborkosten

- Besprechen Sie mit Ihrem Arzt, welche Laborwerte zur Klärung bestimmter Fragestellungen sinnvoll und nützlich sind.
- Besprechen Sie mit Ihrem Arzt Ihren Laborbefund. Lassen Sie sich von ihm über mögliche Konsequenzen, die sich aus den Laborwerten ergeben, beraten.
- Prüfen Sie die Abrechnung von Laborleistungen.
- Fordern Sie die Kosten unnötiger und überflüssiger Laborleistungen zurück, wenn dies offenkundig und nachweisbar ist.
- Besonders ärgerlich ist ärztliche Gewinnabsicht, wenn sogenannte individuelle Gesundheitsleistungen (IgeL) nachgefragt werden, die man in jedem Fall selbst bezahlen muss. Manche Ärzte versuchen, ihren Patienten maximale, oftmals nutzlose Beratungsleistungen aufzunötigen.

LEBENSELIXIER: BLUT IM BILD

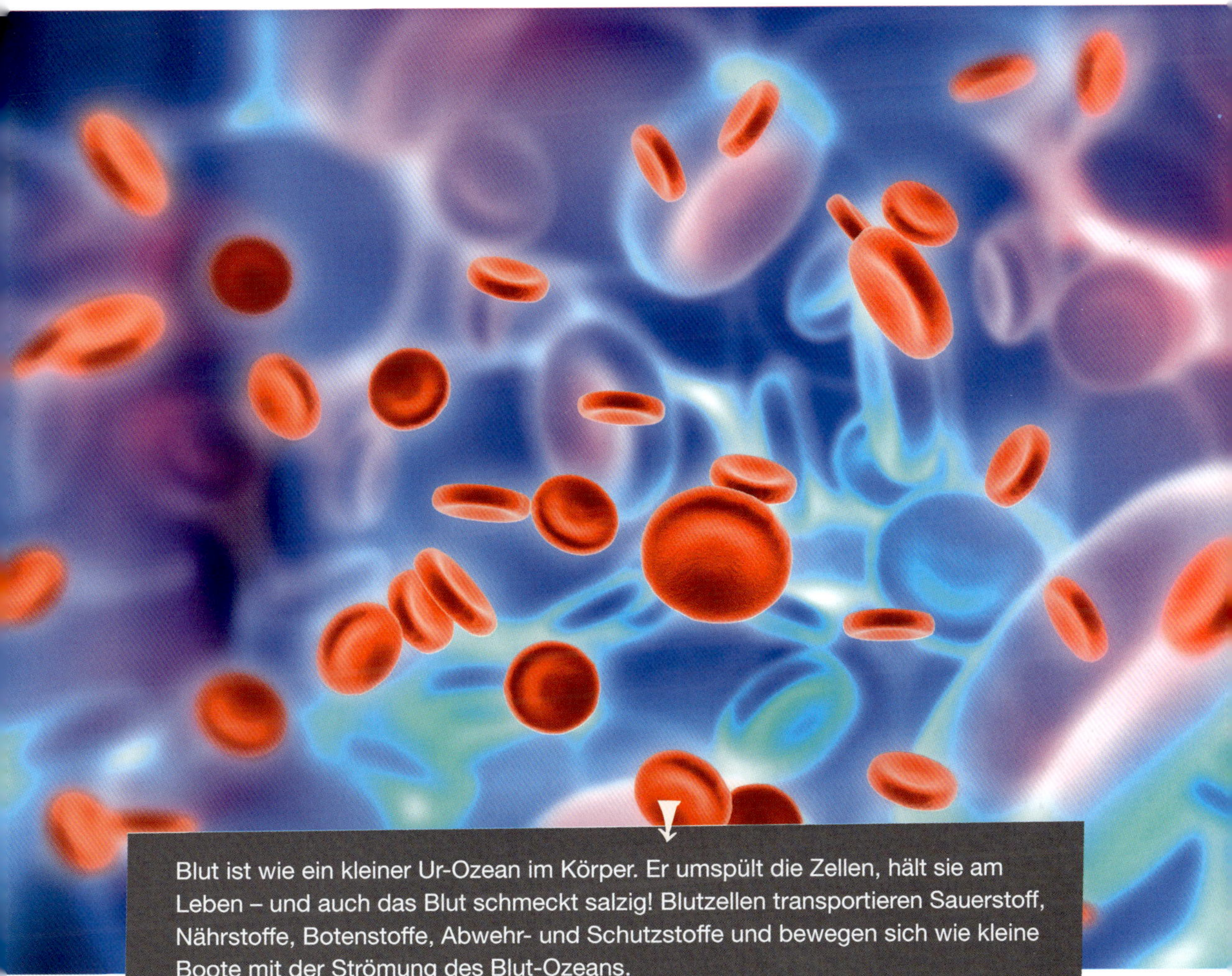

Blut ist wie ein kleiner Ur-Ozean im Körper. Er umspült die Zellen, hält sie am Leben – und auch das Blut schmeckt salzig! Blutzellen transportieren Sauerstoff, Nährstoffe, Botenstoffe, Abwehr- und Schutzstoffe und bewegen sich wie kleine Boote mit der Strömung des Blut-Ozeans.
Blut besteht fast nur aus Wasser. Darin schwimmen feste Bestandteile wie Blutzellen. Blut versorgt die Zellen mit Sauerstoff aus der Atemluft und mit Nährstoffen. Es kümmert sich auch um die Entsorgung von Abfallstoffen: Kohlendioxid wird an die Lungen abgegeben und ausgeatmet, Harnstoff den Nieren zugeführt und ausgeschieden. Blut transportiert chemische Stoffe (Hormone), die Organe steuern. Blut enthält Abwehrzellen, die ansteckende Bakterien und Viren bekämpfen. Den Körper hält das fließende Blut gleichmäßig warm. In ihm schwimmen außerdem Zellen, die blutende Wunden durch Verklumpung rasch verschließen.

DER „BESONDERE SAFT"

Erwachsene besitzen im Durchschnitt fünf Liter Blut, das sich im Kreislauf bewegt. In jeder Minute pumpt das Herz diese Menge durch den Körper. Vom Herz fließt das Blut mit hohem Druck durch das arterielle Gefäßsystem des gesamten Körpers und erreicht mit niedrigerem Druck über die Venen wieder das Herz und die Lungengefäße. Dort wird es mit Sauerstoff angereichert und fließt erneut vom Herzen angetrieben durch den Körper. Wenn wir uns körperlich anstrengen, kann die Pumpleistung des Herzens auf bis zu 30 Liter pro Minute oder mehr ansteigen.

Blut befördert auch bestimmte Botenstoffe (Hormone) und Abwehrstoffe. Darüber hinaus enthält es Substanzen, die für die Blutgerinnung förderlich sind.

Der wichtigste Stoff ist der Sauerstoff. Er wird als Energiequelle im ganzen Körper gebraucht. Sauerstoff wird von den Lungen aufgenommen und vom Blut zu den Geweben transportiert. Beim Zellstoffwechsel geben rote Blutkörperchen (Erythrozyten) im arteriellen Blut den Sauerstoff ab und nehmen Kohlendioxid auf, das dann über venöse Blutgefäße, zum Herzen und zu den Lungen befördert wird. Das Kohlendioxid wird ausgeatmet. Der Transport von Nährstoffen vom Darm zu den Geweben und der Abtransport von Abfallstoffen, die anschließend über die Nieren ausgeschieden werden, ist Aufgabe des flüssigen Teils des Blutes, des Blutplasmas.

Die Verteidigung des Organismus gegen Angreifer ist Sache der weißen Blutkörperchen (Leukozyten). Zu ihnen gehören Granulozyten und Monozyten, die „schweren Geschütze" des Immunsystems, die Eindringlinge identifizieren und sie „auffressen". Lymphozyten wiederum produzieren Antikörper, die verhindern, dass Keime oder Fremdkörper im Körper bleiben und sich dort ausbreiten können.

Gut zu wissen: Das ist drin im Blut

Die festen Bestandteile der Blutflüssigkeit sind rote (Erythrozyten) und weiße Blutkörperchen (Leukozyten) sowie Blutplättchen (Thrombozyten), der Rest besteht aus Wasser und Salzen. In einem Kubikmillimeter Blut befinden sich etwa fünf Millionen rote Blutkörperchen und nur etwa 6000 weiße Blutkörperchen.

- Erythrozyten: kernlose rote Blutzellen, die Blutfarbstoff (Hämoglobin) enthalten. Ein Liter Blut enthält etwa 150 Gramm Hämoglobin.
- Leukozyten: Weiße Blutkörperchen werden im Knochenmark und im Lymphsystem gebildet und übernehmen Abwehraufgaben (Unterarten sind u. a. Granulozyten und Agranulozyten).
- Thrombozyten: Blutplättchen sind Zellbruchstücke. Sie werden von den Riesenzellen (Megakaryozyten) des Knochenmarks gebildet und sind Bestandteil des Blutgerinnungssystems. Ein Kubikmillimeter Blut enthält 200 000 bis 300 000 Blutplättchen.
- Plasmaproteine: In der Blutflüssigkeit befinden sich etwa sieben Prozent Eiweißstoffe: Albumin, Globulin und Fibrinogen.
- Blutplasma: alle flüssigen Bestandteile des Blutes.
- Blutserum: alle flüssigen Bestandteile des Blutes ohne Gerinnungsstoffe.

BLUTUNG GESTOPPT: BLUTGERINNUNG

Blutungen nach kleinen Verletzungen hören spätestens nach 2 bis 3 Minuten auf, sonst würde man verbluten. Zunächst wird das Blut dickflüssiger und tropft nicht mehr. Schließlich bildet sich ein rötlicher Glibber und das Blut ist geronnen. An diesem Vorgang sind vor allem Blutplättchen (Thrombozyten) und Eiweißstoffe aus dem Blutplasma beteiligt. Ein Blutstropfen enthält 30 Millionen Blutplättchen. Aus flüssigem Blut bildet sich auf diese Weise rasch ein faseriger Überzug, der die Wunde abdichtet und schützt.

Schotten dicht: Flüssiges wird fest

Die Blutgerinnung benutzt drei Hauptmechanismen:

- Blutgefäße haben die Fähigkeit, sich nach einer Verletzung zusammenzuziehen (Gefäßkontraktion).
- Die Blutplättchen (Thrombozyten), die sich an den Rändern verletzter Gefäße festsetzen, verklumpen und bilden in Sekundenschnelle einen Blutpfropf, der das Gefäßleck abdichtet.
- Gerinnungsfaktoren sind Stoffe, die die biochemische Voraussetzung von Vernetzungs- und Verklumpungsvorgängen im Blut schaffen.

Der wichtigste Stoff für die Blutgerinnung ist Fibrin. Normalerweise befindet sich Fibrin in gelöstem Zustand, als Fibrinogen, im Blutplasma. Lässt man Blut in einem Glasröhrchen einige Zeit an der Luft stehen, bildet sich allmählich das eigentliche Fibrin, ein fädiges Maschenwerk, das das gesamte Blut im Röhrchen erfasst und in einen geleeartigen Blutkuchen verwandelt. Dieser Vorgang findet prinzipiell bei jeder Blutung innerhalb des Körpers oder an der Hautoberfläche statt.

Voraussetzung einer wirksamen Blutgerinnung sind Faktoren, die den Gerinnungsvorgang nach einem Stufenplan aktivieren. Insgesamt sind etwa 30 solcher Blutgerinnungsfaktoren bekannt – hier die wichtigsten: Faktor I = Fibrinogen, Faktor II = Prothrombin, Faktor III = Thromboplastin (Thrombokinase), Faktor IV = Calcium.

Blutgerinnung im Labor

Die wichtigsten Laborwerte: Thrombozytenzahl, Blutungszeit, Quick, Thrombinzeit (TZ), Thromboplastinzeit, partielle Thromboplastinzeit (PTT) und Fibrinogen.

Kennen Sie Ihre Blutgruppe: A, B, AB oder 0? Ein Blutgruppentest schafft Klarheit.

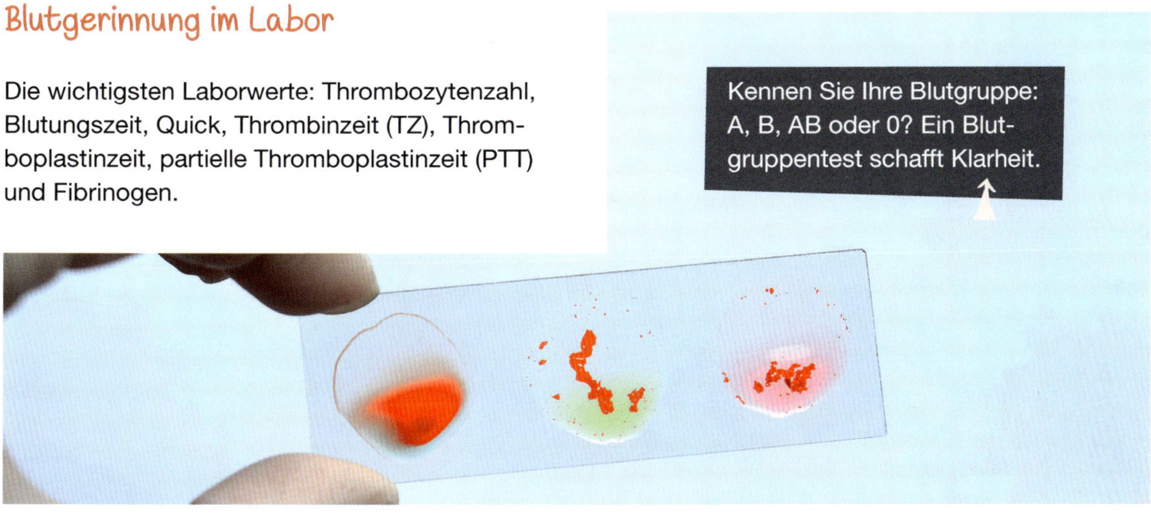

Gut zu wissen: Warnzeichen!

Eine Blutgerinnungsstörung kann dann vorliegen,

- wenn Wunden oder Verletzungen lange nachbluten.
- wenn oft spontane Haut- oder Schleimhautblutungen wie Nasenbluten auftreten.
- wenn häufig blaue Flecken entstehen.
- wenn lange und starke Menstruationsblutungen auftreten.
- wenn winzige Blutungspünktchen auf der Haut, vor allem an den Beinen, zu beobachten sind.

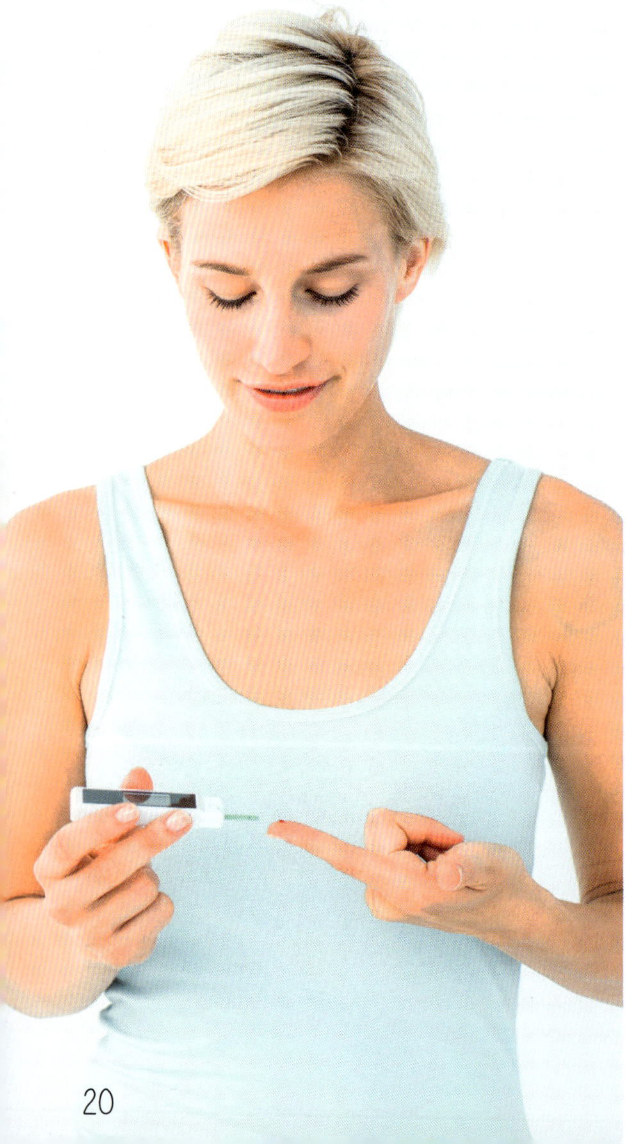

Thrombozyten

Blutplättchen bzw. Thrombozyten (von griechisch *thrombos* = geronnene Masse; *kytos* = Zelle) werden im Knochenmark gebildet und sind sehr kleine (2 bis 4 Mikrometer), scheibchenförmige, kernlose Körperchen mit unregelmäßig geformten Zellrändern. Die Lebensdauer von Thrombozyten beträgt 8 bis 12 Tage. Verbrauchte Blutplättchen werden hauptsächlich in der Milz abgebaut. Blutplättchen können kleinere Gefäßverletzungen innerhalb weniger Minuten abdichten, wobei sich die Thrombozyten an die Wundränder anlagern (Thrombozytenaggregation) und einen Blutpfropf (Thrombus) bilden. Die Gerinnungsfaktoren der Thrombozyten werden dabei in das Blut freigesetzt und aktivieren das gesamte System der Blutgerinnung.

Thrombozytenzahl-Normalwerte

- Erwachsene 150–400 x 10^9/l

- Nach schweren Infektionskrankheiten kann die Thrombozytenzahl vorübergehend erhöht sein.
- Am häufigsten werden verminderte Thrombozytenzahlen bei Schädigung des Knochenmarks beobachtet.

Blutungszeit

Die Blutungszeit kennzeichnet die Zeitspanne, die nach einer künstlich gesetzten Blutung verstreicht, bis die Blutung von selbst zum Stillstand kommt. Die Länge der Blutungszeit ist von der Thrombozyten- und Gefäßfunktion sowie von der Blutgerinnung insgesamt abhängig. Die Messung der Blutungszeit ergibt wichtige Hinweise auf eine angeborene oder erworbene Blutungsneigung.

Blutungszeit-Normalwerte
- 4–6 min

- Die Blutungszeit ist bei Störungen der Blutstillung verlängert.
- Bei Störungen der Blutplättchenfunktion ist die Blutungszeit häufig verkürzt.

Praxistipp: Selbsttest Blutgerinnung!

Wer langfristig mit gerinnungshemmenden Medikamenten behandelt wird, muss regelmäßig die Blutgerinnung kontrollieren. Um die Belastung durch häufige Arztbesuche zu vermeiden, kann der Quick-Wert mit kleinen Messgeräten auch zu Hause oder auf Reisen selbst bestimmt werden. Blut wird aus der Fingerbeere entnommen und auf einen Testträger aufgebracht. Die Auswertung erfolgt mithilfe eines automatisierten Messgeräts innerhalb einer Minute. Die Testset-Erstausstattung (Messgerät, 6 Teststreifen, 1 Stechhilfe, 20 Lanzetten) kostet etwa 750–920 €.

Quick (Thromboplastinzeit, TPZ)

Mit dem Quick-Wert (Prothrombinzeit, Thromboplastinzeit, TPZ) können die Blutgerinnung, insbesondere die Gerinnungsfaktoren II, V, VII und X sowie Fibrinogen, beurteilt werden. Die obligatorische Messung des Werts wird vor Operationen empfohlen, um drohende Blutungskomplikationen durch Gerinnungsstörungen frühzeitig zu erfassen. Anhand des internationalen Maßstabs INR (International Normalized Ratio) sind Quick-Werte laborübergreifend vergleichbar.

Quick-Normalwerte

• Prozentsatz gemessen an der Norm	70–130 %
• INR	0,85–1,15
• Venöse Thromboseprophylaxe (Cumarin, Heparin):	2,5 INR

- Erhöhte Werte sind unbedenklich.
- Die TPZ ist bei Störungen der Blutstillung (Hämostase), etwa bei Lebererkrankungen, und bei einer Therapie mit gerinnungshemmenden Mitteln verlängert.

Thrombinzeit (TZ)

Die Thrombinzeit (TZ) oder Plasmathrombinzeit (PTZ) erfasst den letzten Schritt der Blutgerinnung: die durch Thrombin vermittelte Bildung von Fibrin aus Fibrinogen sowie die Verklumpung von fädigem Fibrin zu einem Blutgerinnsel (Thrombus). Der TZ-Wert wird zur Erfassung von Blutgerinnungsstörungen sowie zur Kontrolle einer Fibrinolyse-/Heparin-Therapie benutzt.

Thrombinzeit-Normalwerte
- 16–24 Sekunden

- Verminderte Werte sind unbedenklich.

- Granulozyten: Diese Gruppe von Leukozyten enthält granulierte (also körnige) Substanzen im Zellinneren. Anhand der Reaktion auf Farbstoffe und der Zellkernform werden die einzelnen Granulozytenarten voneinander unterschieden. Granulozyten spielen vor allem bei Entzündungsreaktionen, Allergien und Parasiteninfektionen eine wichtige Rolle.
- Monozyten, Makrophagen und Histiozyten: Monozyten sind die größten weißen Blutkörperchen und können sich in spezialisierte bewegliche Fresszellen (Makrophagen) oder ortsständige Fresszellen in Geweben (Histiozyten) verwandeln. Diese Leukozytengruppe ist für die Beseitigung von körperfremdem Material zuständig.
- Lymphozyten sind spezialisierte Zellen des körpereigenen Abwehrsystems (Immunsystem), die vor allem bei Virusinfektionen, Pfeifferschem Drüsenfieber (infektiöse Mononukleose) und chronisch lymphatischer Leukämie Formveränderungen aufweisen.
- Neutrophile Granulozyten treten vor allem bei entzündlichen Prozessen vermehrt auf, wobei sie gezielt am Entzündungsort aktiv sind. Ist der Anteil der eosinophilen Granulozyten erhöht, ist dies ein Hinweis auf Allergene oder Parasiten.
- Verminderte Granulozytenzahlen können auf eine Störung der Zellproduktion im Knochenmark, auf schwere Infektionen oder Autoimmunerkrankungen sowie Virusinfektionen hindeuten. Die Anzahl der Monozyten und Lymphozyten kann bei unterschiedlichen Zuständen oder Erkrankungen vermindert sein.

HEIMLICHE BLUTVERLUSTE: ANÄMIE

Bei Blutarmut (Anämie) sind die Konzentration des Blutfarbstoffs Hämoglobin und die Zahl der Erythrozyten im zirkulierenden Blut verringert. Dem Körper stehen bei Blutarmut weniger „Transportmittel" für Sauerstoff zur Verfügung. Dadurch leiden die Organe unter Sauerstoffmangel und ihre Leistung nimmt ab.
Eine Anämie kann viele Ursachen haben, etwa Blutverlust, gestörte Bildung der roten Blutkörperchen im Knochenmark oder vermehrte oder beschleunigte Zerstörung der roten Blutzellen.
Eine der häufigsten Ursachen der Anämie ist Eisenmangel. Zur Bildung roter Blutkörperchen benötigt der Körper Eisen, das mit der Nahrung aufgenommen und im Knochenmark in die roten Blutzellen eingebaut wird. Bei Eisenmangel erhält der Körper entweder zu wenig Eisen mit der Nahrung oder verliert zu viel Eisen durch andauernden Blutverlust. Ursache für chronischen Blutverlust und Eisenmangel bei jungen Frauen ist die verstärkte Regelblutung. Auch Blutungen bei Entzündungen sowie aus Geschwüren im Magen-Darm-Bereich führen zu Eisenverlust. Mangelhafte Eisenaufnahme mit der Nahrung kann bei streng vegetarischer Diät vorkommen, da Pflanzen weniger Eisen enthalten als Fleisch.
Eine Anämie kann aber auch entstehen, weil das Knochenmark nicht genügend rote Blutkörperchen bildet, obwohl genügend Eisen vorhanden ist (Erbkrankheiten, Schädigung durch Giftstoffe, Arzneimittel oder ionisierende Strahlung). Auch bei vielen chronisch entzündlichen Erkrankungen (z. B. Rheuma) ist die Verwertung des Eisens gestört.
Im Labor kann man mit verschiedenen Untersuchungen die Ursachen einer Blutarmut ermitteln: Nachweis von Blut (im Stuhl), kleines und großes Blutbild (siehe S. 22), Erythrozytenindizes (siehe S. 24), oder Bestimmung der Blutwerte für Eisen, Ferritin, Folsäure, Hämatokrit, Hämoglobin (ab S. 28), Transferrin oder Vitamin B12 (siehe S. 32, 116).

Gut zu wissen: Warnzeichen der Blutarmut

Erste Anzeichen sind Müdigkeit, Erschöpfung und eine verminderte allgemeine Belastbarkeit. Kopfschmerzen, Konzentrationsstörungen, Nervosität und leichte Erregbarkeit können hinzukommen. Wird die Anämie stärker, können ein sehr schneller Herzschlag (Herzrasen) und Atemnot auftreten. Häufig sind Haut und Schleimhäute blass.

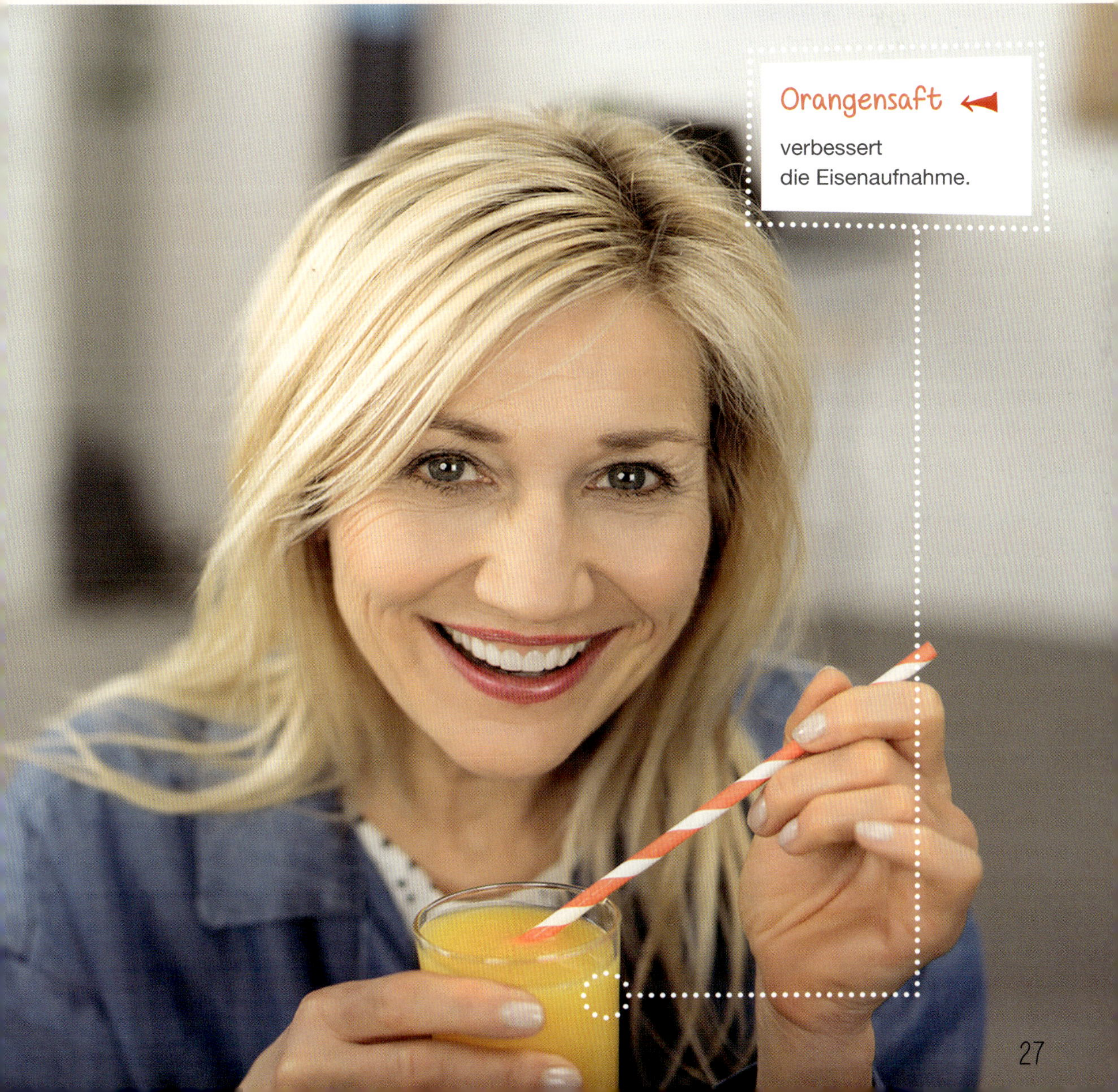

Orangensaft

verbessert die Eisenaufnahme.

Blut (im Stuhl)

Die meisten Ursachen für Blut im Stuhl sind harmlos und leicht zu behandeln. Allerdings verlaufen schwere Erkrankungen im Verdauungstrakt oft beschwerdefrei, bis die Stuhlverfärbung auf eine Blutung hinweist. Der Nachweis von nicht sichtbarem (okkultem) Blut im Stuhl mit einem einfachen Test ist eine medizinische Basisuntersuchung und für die Vorbeugung von Krebserkrankungen des Darmtrakts von großer Bedeutung. Das Testverfahren weist nicht Blut, sondern den Blutfarbstoff (Hämoglobin) nach. Test: Auf drei Stuhlproben-Testbriefchen werden an drei aufeinanderfolgenden Tagen mit einem kleinen Spatel Stuhlproben von jeweils unterschiedlichen Stellen des Stuhls aufgetragen.

Stuhltest negativ

- negativ: kein Blut im Stuhl nachweisbar
- Ein negatives Testergebnis schließt eine Darmtumorerkrankung nicht aus!

- Bei einem positiven Test auf okkultes Blut im Stuhl muss so lange nachgeforscht werden, bis die Blutungsquelle gefunden ist.

Praxistipp: Labortest zu Hause!

Das Testsystem kann Blut im Stuhl entdecken. Ein positiver Testbefund gilt bis zur Klärung der Blutungsquelle als Hinweiszeichen auf Darmkrebs. Der Selbsttest zur Darmkrebsvorsorge wird ab dem 45. Lebensjahr empfohlen. Mit dem beigelegten Spatel wird eine Stuhlprobe auf einen Teststreifen gegeben. Anschließend gibt man einige Tropfen der Entwicklerlösung auf die Probe. Nach etwa 10 Minuten zeigt die Farbveränderung der Probe das Ergebnis an. Mit einem Kontrollstreifen wird die Richtigkeit des Tests überprüft. Der Test kann zu einem beliebigen Zeitpunkt durchgeführt werden. Ist das Testergebnis positiv, sollte man einen Arzt aufsuchen. Ein Testset (3 Testtütchen) kostet etwa 4 bis 12 €. 50 Beutel (à 3 Testbriefchen), inklusive drei Flaschen mit Entwicklerlösung etwa 14 bis 18 €.

Eisen

Eisen ist ein lebenswichtiges Spurenelement, weshalb der Körper damit sehr sorgfältig umgeht: Eisen aus dem Blutfarbstoff (Hämoglobin) verbrauchter, roter Blutkörperchen wird fast vollständig wiederverwertet.
Eisen (Ferrum, Fe) wird im Dünndarm aus der Nahrung aufgenommen, wobei nur etwa 10 Prozent der zugeführten Menge verwertet werden. Das dreiwertige chemische Element wird im Darm zu zweiwertigem Eisen reduziert und dann ins Blut aufgenommen. Aus pflanzlichen Nahrungsmitteln kann Eisen schlechter aufgenommen werden als aus tierischen. Ein ausreichendes Angebot an Vitamin C verbessert die Eisenverwertung. Gebunden an ein Transporteiweiß (Transferrin) gelangt Eisen zu den Zielzellen und Organen. In vielen Organen wird Eisen in Form von Ferritin gespeichert.
Eisen erfüllt vielfältige Aufgaben im menschlichen Körper: Es ist Bestandteil von Blut- und Muskelfarbstoff; es ist wegen seiner Rolle beim Sauerstofftransport und bei der Kohlendioxid-Entsorgung lebenswichtig; es nimmt am enzymatischen Energiestoffwechsel teil und ist für die zuverlässige Immunfunktion von großer

Bedeutung. Die Eisenwerte sind generell stark variabel, von der Ernährung abhängig und können auch bei Gesunden vorübergehend erhöht sein.

Eisen-Normalwerte
Serumwerte Erwachsene

- Frauen (40 Jahre) 23–134 µg/dl (4,1–24,0 µmol/l)
- Männer (40 Jahre) 35–168 µg/dl (6,3–30,1 µmol/l)

- Erhöhte Eisenwerte kommen vor allem bei Hämoglobin-Überladung vor.
- Ernährungsbedingter Eisenmangel ist selten. Leichter Eisenmangel kommt auch bei gesunden Menschen häufiger vor und ist Ausdruck von Anpassungsvorgängen. Chronisch niedrige Werte verursachen rasche Ermüdung, Stimmungsschwankungen und Kopfschmerzen. Verminderte Eisenwerte im Blutserum sind nicht gleichbedeutend mit einem Eisenmangel!

Gut zu wissen: Eisenverlust!

Während der Monatsblutung verlieren Frauen etwa 0,4–1 mg Eisen pro Tag, monatlich etwa 11–28 mg Eisen.

Praxistipp: Da ist Eisen drin!

Eisenreiche Nahrungsmittel: Schweineleber, Kakaopulver, Hirse, Linsen, Kichererbsen, Weiße Dicke Bohnen, Sonnenblumenkerne.

- Kombinieren Sie Ihr Müsli immer mit frischen Früchten oder einem Glas Orangensaft, Vitamin C hilft bei der Eisenaufnahme.
- Weichen Sie Müsli und Frischgetreide über Nacht ein, dadurch wird Phytinsäure, die die Eisenaufnahme hemmt, inaktiviert.
- Tee und Kaffee hemmen die Eisenaufnahme.
- Verzehren Sie calciumreiche Lebensmittel wie Milch nicht gleichzeitig mit eisenreichen Nahrungsmitteln, Calcium und Phosphat verschlechtern die Eisenaufnahme.

Ferritin

Ferritin ist ein Protein, das der Speicherung von Eisen dient und im ganzen Körper vorkommt. Es findet sich hauptsächlich in der Leber, Milz und im Knochenmark. Bei gesunden Menschen ist etwa ein Fünftel des gesamten Eisens in Ferritin gespeichert. Je mehr Eisen durch Vermittlung von Ferritin gespeichert wird, desto höher ist die Konzentration im Blut. Die Bestimmung des Ferritins im Serum gilt als Standardtest zur Diagnostik des Eisenmangels. Vegetarier sind für Eisenmangel anfällig.

- Erhöhte Werte weisen auf eine Vermehrung des gesamten Körpereisens hin (betrifft nur die Eisenspeicher) – Eisenüberladung.
- Verminderte Werte weisen auf die Entleerung der Eisenspeicher bzw. den Verlust von 10 bis 25 Prozent des Gesamtkörpereisens hin.

Ferritin-Normalwerte
Serumwerte Erwachsene

16–64 Jahre	22–112 µg/l (weiblich)	34–310 µg/l (männlich)
65–95 Jahre	13–651 µg/l (weiblich)	4–665 µg/l (männlich)

Folsäure

Folsäure (Folat, Pteroylmonoglutaminsäure) ist das lebenswichtige Vitamin B9, das mit der Nahrung zugeführt werden muss. Es ist an zahlreichen wichtigen Stoffwechselprozessen beteiligt, etwa der Produktion von Purinen und Nukleinsäuren (DNA-Synthese), die unter anderem für den Aufbau von Erythrozyten benötigt werden.
Der Bedarf wird mit 400 Mikrogramm pro Tag bei Erwachsenen und 800 Mikrogramm bei Frauen mit Kinderwunsch sowie in der Schwangerschaft und Stillzeit angegeben. Die Folsäure-Versorgung sollte vor allem während der Schwangerschaft gesichert sein. Folsäuremangel bei Schwangeren erhöht das Missbildungsrisiko für das Ungeborene, soll die Sprachentwicklung des Kindes ungünstig beeinflussen und es für Autismus anfälliger machen. Es wird Frauen empfohlen, Folsäure schon beim Wunsch einer Schwangerschaft einzunehmen.

Folsäure-Normalwerte
- Erwachsene 1,8–9,0 µg/l (4–20 nmol/l)

- Bei erhöhtem Folsäure-Blutspiegel kann es zu psychischen Symptomen, Magen-Darm-Problemen und Schlafstörungen kommen.
- Die Blutbildungsstörungen bei einem Folsäuremangel können zu einer Anämie führen. Folsäuremangel verursacht ähnliche Beschwerden wie Vitamin-B12-Mangel: Schleimhautprobleme im Mundbereich, Verdauungsstörungen, Übelkeit und Brechreiz, Durchfall, Haarausfall und entzündliche Hautveränderungen (Dermatitis).

Praxistipp: Folsäure in Nahrungsmitteln

Nahrungsmittel	Folsäure pro 100 Gramm
Hefen	bis zu 2500 µg
Hülsenfrüchte (z. B. Linsen), Getreidekeime/-kleie (z. B. Weizenkeime)	bis zu 600 µg
Kalbs-/Geflügelleber	100 µg
Geringe Mengen sind in Vollkornprodukten, grünem Blattgemüse, Avocado, Roter Bete, Brokkoli, Karotten, Spargel, Radieschen, Rosenkohl, Rucola, Spinat, Tomaten, Eigelb, Nüssen, Obst, Fisch und Fleisch enthalten.	

Hülsenfrüchte wie Linsen enthalten Folsäure.

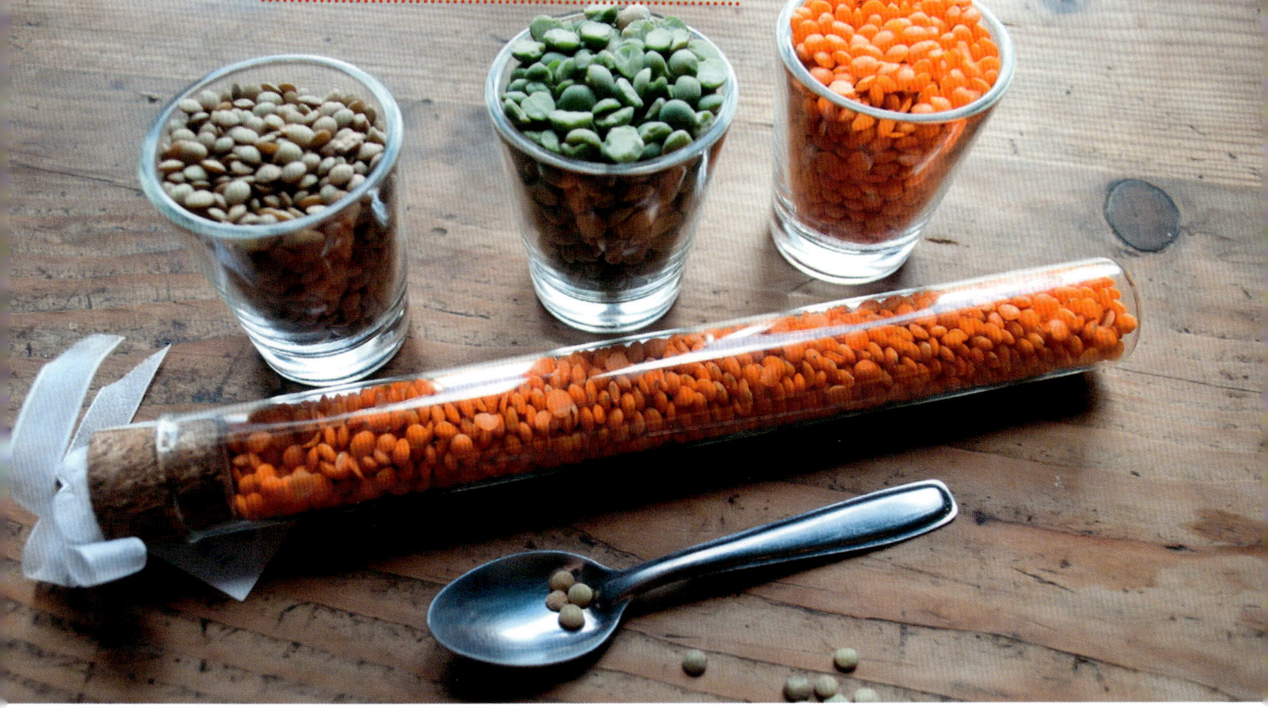

Hämatokrit

Der Hämatokrit (Hkt) gibt den Anteil aller festen Blutbestandteile im Gesamtblut an. Feste Blutbestandteile sind rote und weiße Blutkörperchen. Der flüssige Bestandteil ist das nach der Zentrifugation der Blutprobe verbleibende Blutplasma. Das Gesamtblut besteht aus Blutplasma und allen Blutkörperchen. Der Hämatokrit wird folgendermaßen berechnet:

Hämatokrit = Länge der roten Blutzellsäule im Röhrchen (mm) geteilt durch die Länge der roten Blutzellsäule plus Blutplasmasäule (mm).

Der Hämatokrit ist für die Diagnose der Anämie von Bedeutung.

Hämatokrit-Normalwerte

- Frauen 36–48 Vol%
- Männer 40–53 Vol%

- Rote Blutzellbestandteile (Erythrozytenmasse) sind bei Polyglobulie und Polyzythämie vermehrt vorhanden. Flüssige Blutbestandteile sind bei Austrocknung (Dehydrierung), bei Schwitzen, Durchfall und Erbrechen vermindert.
- Verminderte Hämatokrit-Werte bedeuten, dass zu wenig feste Bestandteile im Blut vorliegen, was auf zu viel Flüssigkeit im Gefäßsystem (Überwässerung) oder zu wenig roten Blutkörperchen (Blutverlust) beruhen kann.

Transferrin

Eisen gelangt im Blut, an das Transporteiweiß Transferrin gebunden, zu den Zielzellen und Organen. Man spricht auch von Transporteisen. Der Begriff Transferrin-Sättigung bezeichnet die Beladung des Transportproteins mit Eisen. Bei Gesunden ist Transferrin nur zu einem Drittel mit Eisen gesättigt. Die Bestimmung von Transferrin-Werten und -Sättigung ist bei Verdacht auf Eisenmangel oder Eisenüberladung empfehlenswert. Schwangerschaft und akute Entzündungen tragen zu abnorm veränderten Werten bei.

Transferrin-Normalwerte

- Transferrin 200–400 mg/dl
- Transferrin-Sättigung 16–45 %

- Erhöhte Werte werden bei Eisenmangel und Leberschäden beobachtet.
- Verminderte Werte werden bei Eisenüberladung, chronischen Entzündungen und Tumoren beobachtet.

ALARMREAKTIONEN: ENTZÜNDUNGEN

Wenn irgendwo im Körper Entzündungsprozesse vorliegen, kann man dies an der Veränderung von Laborwerten des Blutes ablesen. Man kann auch Rückschlüsse auf die Ursache von Entzündungen ableiten. Lokale Entzündungen zeigen die fünf klassischen Symptome Schmerz, Rötung, Schwellung, Überwärmung sowie gestörte Funktion. Bei der generalisierten Entzündung stehen Abgeschlagenheit, Fieber und im Extremfall Symptome der Sepsis im Vordergrund.
Entzündungen entstehen durch Vergiftung, Bakterienbefall oder durch starke Wärme- oder Kältereize. Die Durchblutung des Gewebes nimmt stark zu, um Bakterien oder Gifte zu entfernen. Botenstoffe werden aktiviert und die Poren der Kapillaren und Venolen weiten sich, sodass Blutplasma sowie weiße Blutkörperchen austreten können. Diese Ausschwitzung führt zur entzündlichen Gewebeschwellung. Leukozyten und ortsständige Phagozyten bilden einen begrenzenden Saum und zerstören infizierte oder geschädigte Gewebeanteile. Auch bei lokaler Entzündung ist der gesamte Körper von Alarmreaktionen betroffen.
Im Blut nimmt die Zahl der weißen Blutkörperchen zu und bestimmte Bluteiweiße vermehren sich. Bereits nach 12 bis 36 Stunden kommt es zu einer Vermehrung von Bindegewebezellen, die Kollagenfasern und Bindegewebegrundsubstanz bilden. Neue Blutgefäße sprossen ein. Nach drei bis vier Tagen hat sich Granulationsgewebe gebildet.
Im Labor kann man Entzündungen mit folgenden Laborwerten nachweisen: C-reaktives Protein (CRP), Blutkörperchensenkungsgeschwindigkeit (BSG), großes Blutbild (siehe S. 25), Leukozytenzahl (siehe S. 25) und Serum-Eiweiß-Elektrophorese.

C-reaktives Protein

Der CRP-Wert gilt als bester Parameter für den Nachweis einer Entzündungsreaktion im Labor. C-reaktives Protein (CRP) ist Teil des Immunsystems, wird in der Leber gebildet und ins Blut abgegeben. Es kennzeichnet vor allem die entzündliche Akutphase und ist für die Diagnose sowie Therapiekontrolle bakteriell verursachter Entzündungen gut geeignet.

Die CRP-Wert-Bestimmung hilft bei der Klärung möglicher akuter organischer Erkrankungen (Infektion, Infarkt, Thrombose), kann zur Therapiekontrolle bei Anwendung von Antibiotika eingesetzt werden und erlaubt eine schnelle Diagnose bei fraglichen Infektionen unter Intensivbehandlung oder nach Operationen.

CRP-Grenzwert

- Erwachsene und Kinder ≤ 5,0 mg/l

- Bei akuten Entzündungsreaktionen steigt der CRP-Wert bereits innerhalb von 24 Stunden an und fällt nach beendeter Akutreaktion rasch wieder ab.
- Verminderte Werte sind unbedenklich.

Praxistipp: Bakterien- oder Virusinfektion?

Ein CRP-Test zeigt, ob eine Virus- oder Bakterieninfektion mit Entzündungsreaktionen vorliegt. CRP reagiert kaum auf Viren. Verlangen Sie einen CRP-Test, wenn Ihr Arzt Ihnen etwa bei Atemwegs- oder Harnwegsinfektionen ungeprüft Antibiotika verordnen möchte. Bei negativem Testergebnis liegt eine Virusinfektion vor, bei der Antibiotika unwirksam sind. So schonen Sie Ihre Darmflora (die Sie zur Infektionsabwehr brauchen) und Ihre Gesundheit!

Gut zu wissen: Blutsenkung

- Die Messung der BSG gilt als Suchverfahren bei Verdacht auf entzündliche Reaktionen und zur Beobachtung oder Kontrolle von entzündlichen Reaktionen.
- Veränderungen der BSG dürfen nicht sofort als Krankheitszeichen gedeutet werden!
- Eine normale BSG schließt eine nicht-entzündliche Organerkrankung nicht aus!
- Die Schlüsse aus einer erhöhten BSG sollten immer durch zusätzliche Untersuchungen abgesichert werden.

Blutkörperchensenkungsgeschwindigkeit

Die Geschwindigkeit, mit der die festen Bestandteile des Blutes in einem senkrecht aufgestellten Röhrchen absinken, wird als „Blutsenkung" oder Blutkörperchensenkungsgeschwindigkeit (BSG, BKS) bezeichnet. Die Beobachtung der BSG ist die bekannteste und älteste Methode, um Hinweise auf Entzündungsprozesse im Körper zu bekommen.

Die Geschwindigkeit der Blutsenkung wird vor allem durch die Zusammensetzung der Blutkörperchen und Eiweißstoffe im Blut beeinflusst, die sich durch die Schwerkraft bedingt nach einiger Zeit im unteren Teil des Röhrchens ablagern (Sedimentation). In der Regel wird das Ergebnis nach einer Stunde abgelesen.

BSG-Normalwerte

• Frauen	1. Stunde	≤ 20 mm (unter 50 Jahre) | ≤ 30 mm (über 50 Jahre)
• Männer	1. Stunde	≤ 15 mm (unter 50 Jahre) | ≤ 20 mm (über 50 Jahre)

- Die erhöhte BSG („beschleunigte Blutsenkung“) deutet in der Regel auf ein entzündliches Geschehen im Körper hin, wobei zunächst nichts über den Ort oder die Art der Entzündung ausgesagt werden kann.
- Ist der Anteil fester Blutbestandteile gegenüber flüssigen Anteilen erhöht, verlangsamt sich die BSG.

Serumeiweiß-Elektrophorese

Bei diesem Verfahren werden die Anteile bestimmter Bestandteile des Eiweißstoffes Albumin sichtbar gemacht. Die wichtigsten Anteile umfassen Albumin selbst sowie α_1-, α_2-, β- und γ-Globuline. Unter dem Einfluss von Elektrizität spalten sich Serumeiweißstoffe auf einer Trägerfolie in einzelne Eiweißbausteine auf. Entsprechend den unterschiedlichen Mengen der Eiweißbausteine entsteht eine typische Wellenform mit einer sehr hohen ersten Welle (Albumin) und vier kleineren Wellen. Veränderungen dieser Wellenform können bestimmten Störungen bzw. bestimmten Erkrankungen zugeordnet werden. Die Laboruntersuchung wird zur Diagnose und Verlaufsbeurteilung unter anderem von akuten und chronischen Entzündungsreaktionen benutzt.

Serumeiweiß-Elektrophorese-Normalwerte

• Albumin	58,0–70,0 %
• α_1-Globulin	1,5–4,0 %
• α_2-Globulin	5,0–10,0 %
• β-Globulin	8,0–13,0 %
• γ-Globulin	10,0–19,0 %

- Vor allem bei entzündlichen Erkrankungen sind bestimmte Eiweißkörper in der Elektrophorese vermehrt nachweisbar.
- Verminderte Werte kommen bei Leberzirrhose, Antikörpermangel und Nierensyndrom vor.

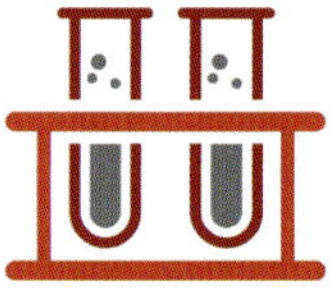

REZEPTE FÜR EIN AUSGEWOGENES BLUTBILD

LEBER- UND BLUTWURST AUF SPECKWIRSING

Zutaten für 4 Personen:
1 Kopf Wirsing, Salz aus der Gewürzmühle (unjodiert), 8 Scheiben Magerspeck, 1 EL Pflanzenfett, 125 g Sahne, Pfeffer aus der Gewürzmühle, Muskat, 8 dicke Scheiben einfache Blutwurst, 8 dicke Scheiben grobe Leberwurst, Mehl

Zubereitung:
Den Wirsing putzen, waschen und dann die Wirsingblätter in einem großen Topf in kochendem Salzwasser blanchieren (die Wirsingblätter sollten noch bissfest sein). Anschließend den Wirsing und den Speck in feine Streifen schneiden. Den Speck in einem Topf mit wenig Fett kross anbraten, den Wirsing hinzufügen und mit Sahne ablöschen. Den Wirsing garen und zum Schluss mit Salz, Pfeffer und Muskat würzen. Die Wurstscheiben leicht mehliert in einer Pfanne mit wenig Fett von beiden Seiten anbraten. Den Wirsing auf 4 große Teller geben und mit den gebratenen Wurstscheiben belegen.

Gesundheitsvorteil: Blutwurst und Leber enthalten reichlich Eisen, gut für die Blutbildung.

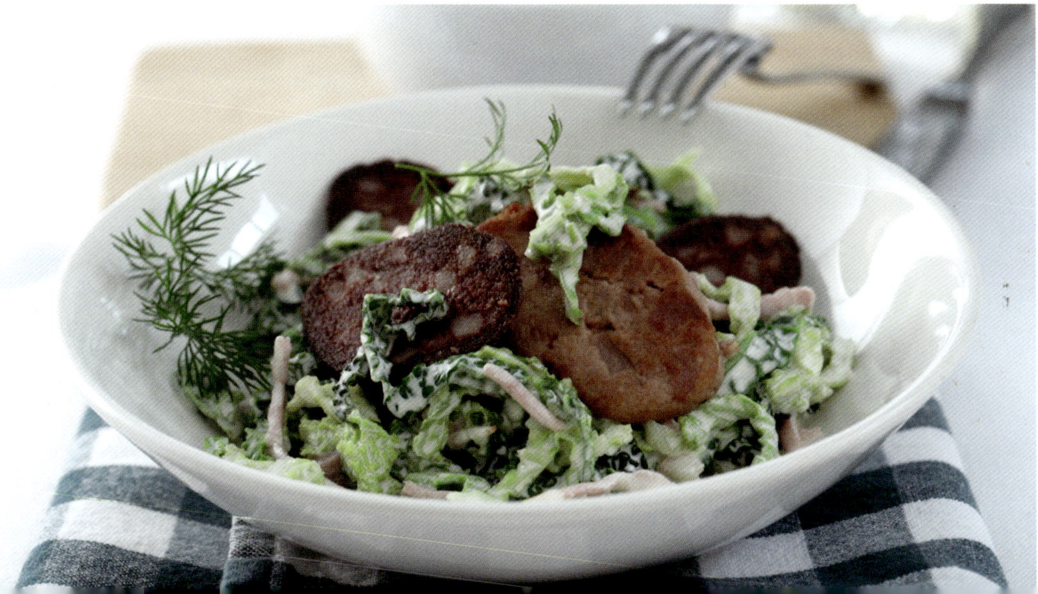

INDISCHE LINSENCREMESUPPE

Zutaten für 4 Personen:
350 g rote Linsen
3 Tomaten
1 große Zwiebel
1 Stück Ingwer (ca. 2 cm)
1 l Gemüsebrühe
½ TL Kurkumapulver
200 g Sahne
unjodiertes Salz aus der Gewürzmühle
Pfeffer aus der Gewürzmühle
50 g Butter
1 EL neutrales Öl
1 TL Kreuzkümmelpulver

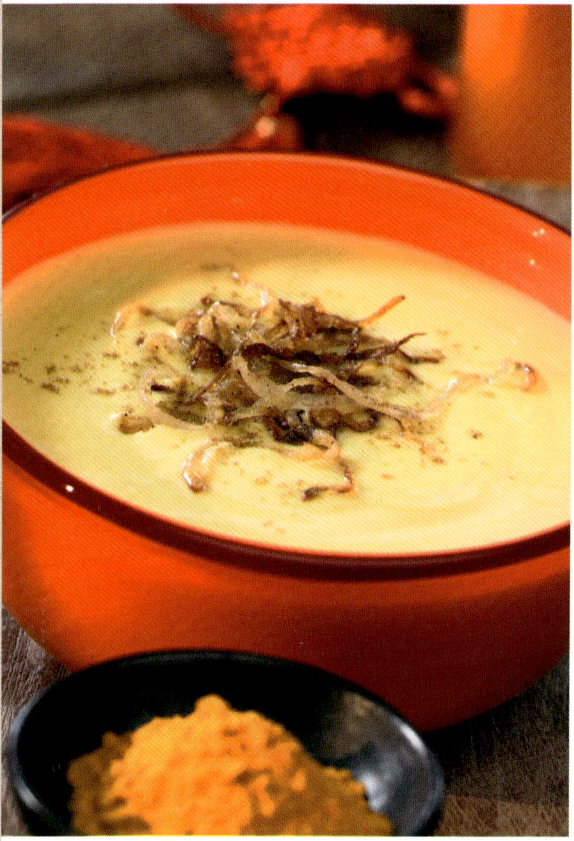

Tipp: Sollte die Suppe zu dick sein, noch etwas Gemüsebrühe unterrühren.

Gesundheitsvorteil: Linsen enthalten Folsäure und Eisen, die die Blutbildung fördern.

Zubereitung:
Die Linsen in ein Sieb geben und so lange mit kaltem Wasser waschen, bis die ablaufende Flüssigkeit klar ist. Die Tomaten waschen, trocknen, entkernen und in kleine Würfel schneiden. Die Zwiebel schälen und in dünne Halbringe schneiden. Den Ingwer schälen und fein reiben. Die Linsen in einen Topf geben, Gemüsebrühe, Tomaten, Ingwer und Kurkuma hinzufügen. Das Ganze zum Kochen bringen, den Herd herunterschalten und alles auf kleiner Flamme ca. 30 Minuten köcheln lassen. Die Linsenbrühe mit dem Mixstab portionsweise durchpürieren. Die Sahne unterrühren, die Suppe aufkochen lassen und mit Salz und Pfeffer abschmecken. Butter und Öl in einer Pfanne erhitzen, die Zwiebeln mit dem Kreuzkümmelpulver hinzufügen und unter mehrmaligem Rühren goldbraun schwitzen. Die Suppe in Tassen oder Teller geben und je ½ bis 1 EL von den Butterzwiebeln daraufgeben. Sofort servieren.

LEBENSMOTOR: HERZ UND KREISLAUF

„Es ist das Herz ein trotzig und verzagt Ding – wer kann es ergründen?“ Eine berechtigte Frage, die hier vom biblischen Propheten Jeremia gestellt wird. Denn unser Herz schlägt nach eigenem Takt und vollkommen unabhängig vom Willen. Und man bemerkt nicht einmal, dass es sich Tag für Tag mehr als 100 000 Mal zusammenzieht und wieder entspannt – es sei denn, es gibt Probleme …

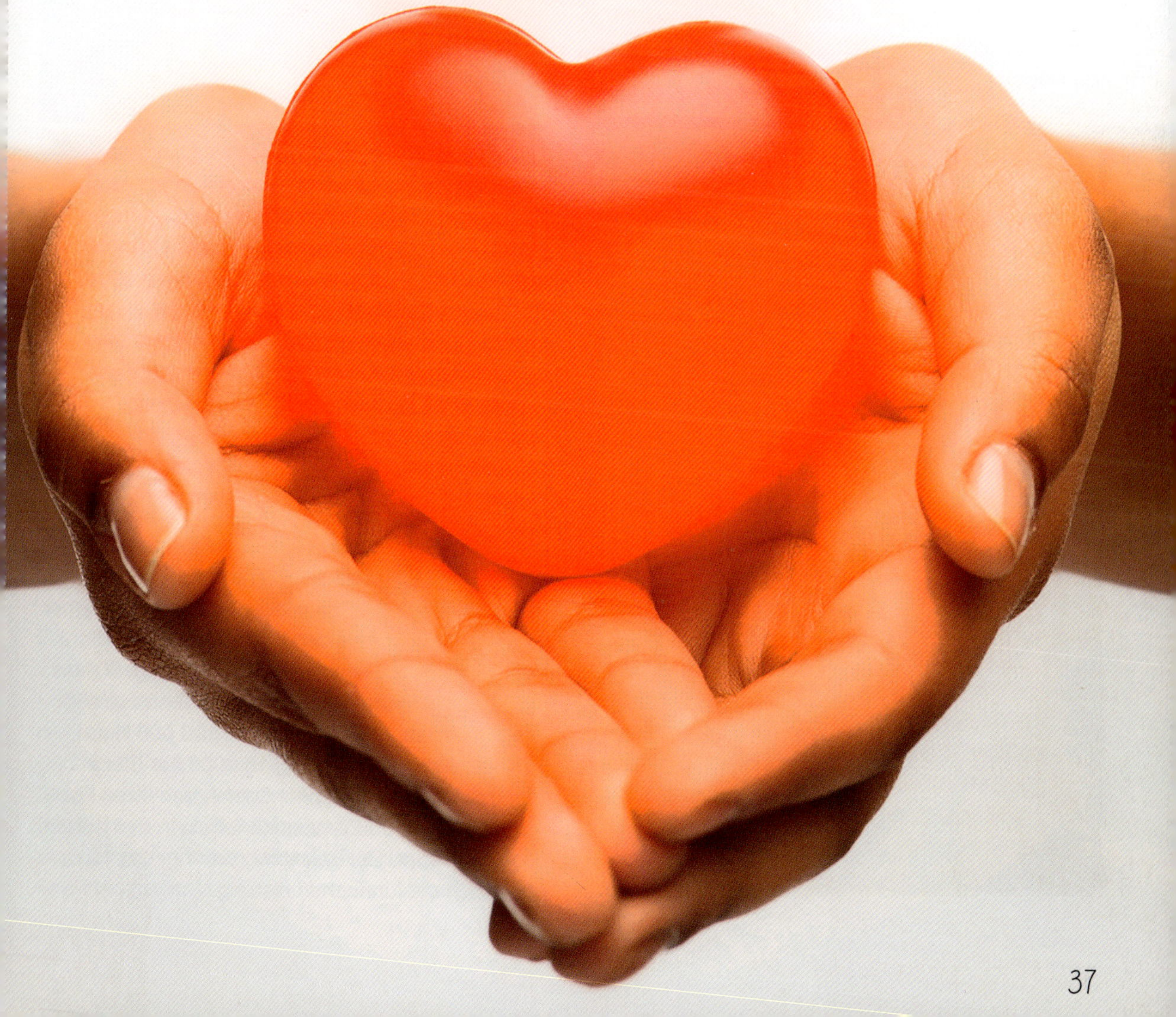

zu tun haben, durch einen ungesunden Lebensstil verursacht werden. Der moderne Mensch lebt gefährlich, wenn er zulässt, dass die Segnungen und Bequemlichkeiten der technischen Zivilisation zu Übergewicht, Bluthochdruck, erhöhten Blutfettwerten, Diabetes mellitus, Bewegungsmangel und psychischem Stress führen. Und diese Risikofaktoren können sich gegenseitig negativ verstärken. Hier die wichtigsten Faktoren:

- Veranlagung: Gene, Alter und Geschlecht können nicht beeinflusst werden. So muss man hinnehmen, dass bei Männern ab dem 55. und bei Frauen ab dem 65. Lebensjahr das Risiko für Bluthochdruck ansteigt.
- Übergewicht/Adipositas: Mit zunehmendem Übergewicht bis hin zur Fettleibigkeit (Adipositas) steigt das Risiko für Diabetes, Bluthochdruck, Herzerkrankungen und Schlaganfall deutlich an.
- Bluthochdruck: Arterielle Hypertonie ist unsichtbar und lautlos. Sie bedroht Herz und Blutgefäße. Eine solche Erhöhung erkennen Sie nur, wenn Sie Ihren Blutdruck messen. Jeder fünfte Deutsche hat Bluthochdruck.
- Fettstoffwechselstörungen: Die einzelnen Blutfettwerte sind zur Beurteilung von Fettstoffwechselstörungen aufschlussreich. Liegt Ihr Gesamtcholesterinwert über 200 mg/dl, sollten Sie den Wert kurzfristig erneut messen lassen. Im nächsten Schritt werden zusätzlich die LDL- und HDL-Werte bestimmt und bewertet (siehe S. 64).
- Diabetes: Diabetes ist ein starker Risikofaktor für Arteriosklerose, Herzinfarkt und Schlaganfall. Tatsächlich sterben Diabetiker dreimal häufiger an Herzinfarkt als Gesunde.
- Bewegungsmangel ist einer der wichtigsten Risikofaktoren für Herz-Kreislauf-Erkrankungen.
- Rauchen ist ein Risikofaktor für mehr als 40 Krankheiten, insbesondere für Herz-Kreislauf-Erkrankungen.
- Stress: Überforderung, Erschöpfung, Depression, Burn-out? Negativer Stress als Dauerzustand schadet dem ganzen Menschen. Psychischer Druck versetzt den Körper permanent in Alarmstimmung. Das ist auch für das Herz und die Gefäße gefährlich.

Praxistipp: Risikofaktor Bauchumfang!

Stellen Sie sich vor dem Frühstück unbekleidet vor einen Spiegel. Entspannen Sie den Bauch, legen Sie das Maßband zwischen dem unteren Rippenbogen und dem Beckenkamm etwa in Nabelhöhe um den Körper. Optimaler Bauchumfang: bei Frauen unter 80 cm, bei Männern unter 94 cm. Ein erhöhtes Risiko für Herz-Kreislauf-Erkrankungen besteht ab 88 cm Bauchumfang bei Frauen und ab 102 cm bei Männern, wenn mindestens zwei der folgenden Faktoren vorliegen:

- HDL-Cholesterin bei Frauen unter 50 mg/dl; bei Männern unter 40 mg/dl
- LDL-Cholesterin über 100 mg/dl
- Triglyceride ab 150 mg/dl
- Blutzucker nüchtern höher als 100 mg/dl
- Blutdruck im Ruhezustand höher als 130/85 mmHg

Eine Gefährdung des Herzens, vor allem in Bezug auf den Herzinfarkt, kann man auch mit den Laborwerten für bestimmte Stoffe erfassen. Dazu gehören C-reaktives Protein (siehe S. 32), GOT siehe S. 73), Creatinkinase, Laktat-Dehydrogenase und Myoglobin.

Creatinkinase

Die Creatinkinase (CK) ist ein Enzym, das vorwiegend im Skelett- und Herzmuskel vorkommt. Das Enzym ist wichtiger Bestandteil des zellulären Energiestoffwechsels, der für Muskelaktivität erforderlich ist. Man unterscheidet CK-Isoenzyme (CK-MM, CK-MB, CK-BB, CK-MiMi), die bevorzugt in bestimmten Organsystemen vorkommen. CK-MB kommt im Herzmuskel vor und ist deshalb für die Diagnostik des Herzinfarkts sehr wichtig. Der Gesamt-CK-Wert ist die Summe aller vier Einzelwerte der CK-Isoenzyme.

- Herzinfarkte führen meist zu CK-Werten von 100–1250 U/l, häufig bereits vier bis fünf Stunden nach dem Infarkt. Auch bei Herzmuskelentzündung sind die Werte erhöht.
- Verminderte Werte sind unbedenklich.

Creatinkinase-Normalwerte

• Gesamt-CK	Frauen	≤ 170	U/l	
	Männer	≤ 190	U/l	
• CK-MB	Erwachsene	< 5	U/l	(bzw. < 6 % des Gesamt-CK-Werts)

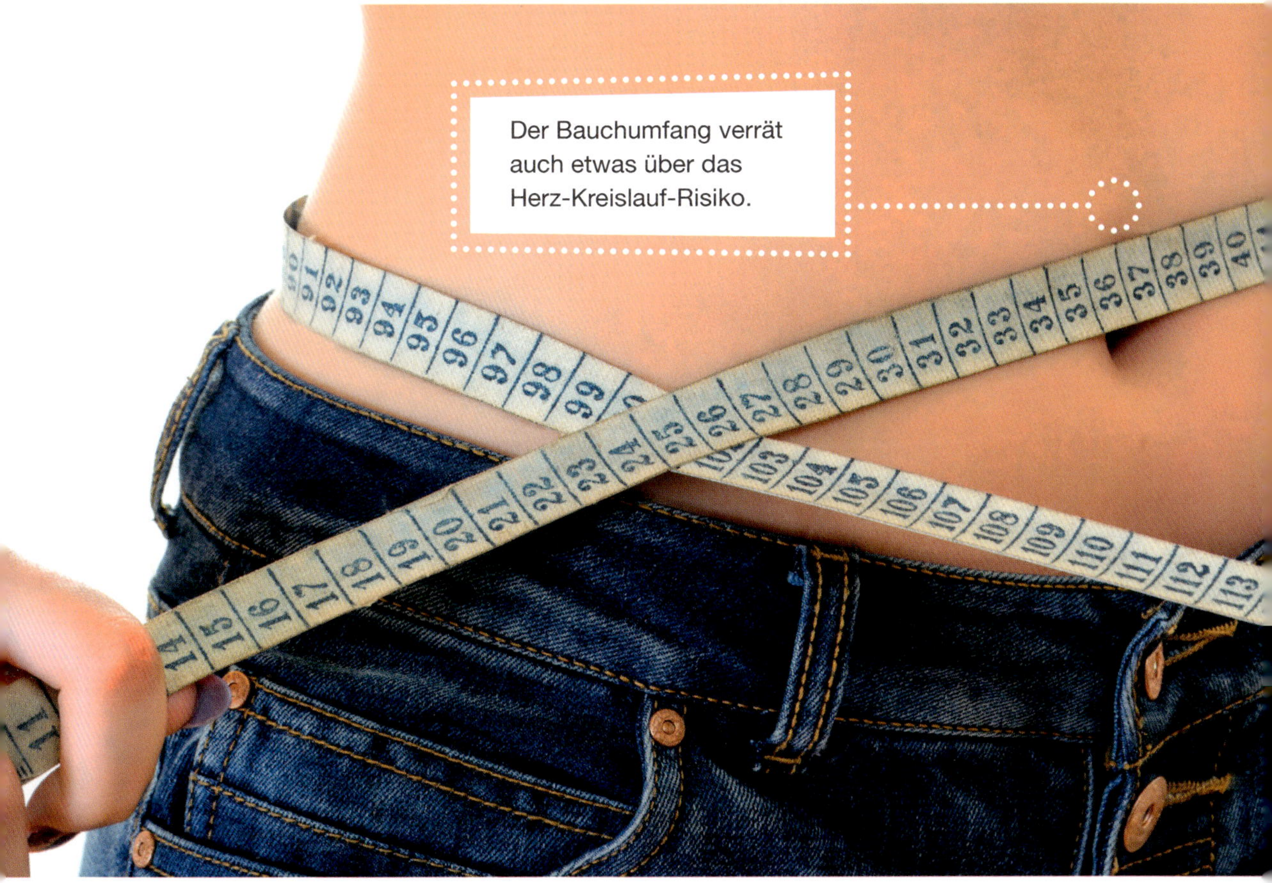

Der Bauchumfang verrät auch etwas über das Herz-Kreislauf-Risiko.

Laktat-Dehydrogenase

Die Laktat-Dehydrogenase (LDH) ist ein im Zellplasma gelöstes Enzym, das in allen Körpergeweben vorkommt und an Oxidationsvorgängen der Zelle beteiligt ist. Man unterscheidet LDH-Isoenzyme vom Herz- und Muskeltyp. Fünf LDH-Isoenzyme können zur Diagnostik von Organschäden benutzt werden:

- LDH-1 und LDH-2 kommen überwiegend im Herzmuskel und in roten Blutkörperchen vor.
- LDH-3 findet man überwiegend in der Milz, den Lungen, Lymphknoten, Thrombozyten sowie endokrinen Drüsen.
- LDH-4 und LDH-5 kommt überwiegend in der Leber und in Skelettmuskeln vor.
- Bei einem akuten Herzinfarkt kommt es nach 6 bis 12 Stunden zum deutlichen Anstieg. Nach 24 bis 60 Stunden werden Maximalwerte gemessen. Nach 7 bis 15 Tagen normalisieren sich die Werte wieder.
- Verminderte Werte sind unbedenklich.

LDH-Normalwerte
Gesamt-LDH (IFCC-Methode bei 37 °C)

- Frauen < 247 U/l
- Männer < 248 U/l

LDH-Isoenzyme (CAF-Elektrophorese)

- LDH-1 18–33 %
- LDH-2 28–40 %
- LDH-3 18–30 %
- LDH-4 6–16 %
- LDH-5 2–13 %

Myoglobin

Myoglobin ist ein Muskeleiweiß. Es übernimmt wahrscheinlich den Sauerstoff-Transport innerhalb der Zelle, von der Zellmembran zu den Mitochondrien. Myoglobin kann im Serum entweder aus der Herz- oder Skelettmuskulatur stammen und wird vor allem nach schweren Muskelverletzungen freigesetzt. Der Laborwert wird bei Verdacht auf Herzinfarkt zur Frühdiagnose oder zum Ausschluss eines Infarktes benutzt.

Myoglobin-Normalwerte

- Blut < 70–110 mg/l

- Myoglobin ist im Blut bereits innerhalb von zwei bis vier Stunden nach dem Beginn der Schmerzen nach einem Herzinfarkt erhöht.

HERZ-REZEPTE

LINGUINI MIT KNOBLAUCH, ÖL UND CHILISCHOTEN

Zutaten für 4 Personen:
400 g Linguini, unjodiertes Salz aus der Gewürzmühle, 4 Knoblauchzehen, 1 Chilischote, 6 EL Olivenöl, 2 EL gehackte Petersilie, schwarzer Pfeffer aus der Gewürzmühle, 40 g geriebener Pecorino

Zubereitung:
Die Linguini in Salzwasser al dente kochen. In der Zwischenzeit die Knoblauchzehen und die Chilischote klein hacken und in dem erhitzten Olivenöl sanft anschwitzen, bis der Knoblauch eine goldgelbe Farbe bekommt. Die fertigen Linguini in eine Schüssel geben, mit der gehackten Petersilie vermischen und mit der heißen Olivenölsauce übergießen. Alles gut vermengen, mit frisch gemahlenem schwarzen Pfeffer bestreuen, mit Salz abschmecken und den geriebenen Pecorino darübergeben.

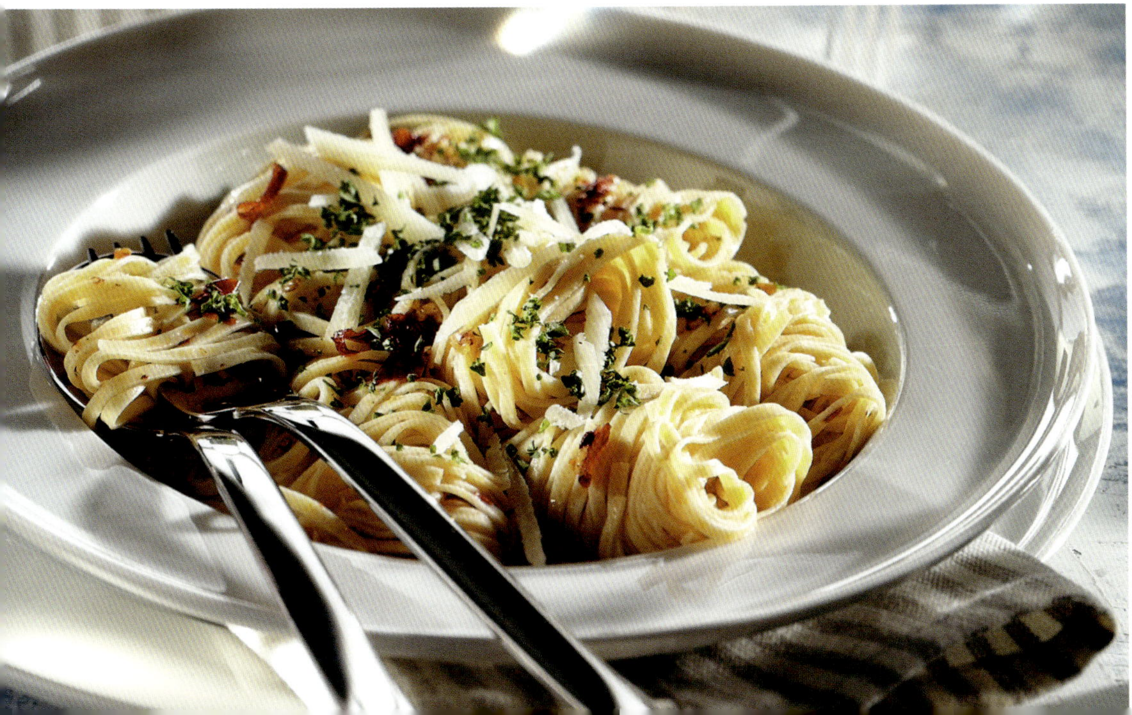

RUCOLA-FEIGENSALAT MIT PARMASCHINKEN

Zutaten für 4 Personen:
40 g Rucola
4 Mozzarellakugeln à 125 g
Pfeffer aus der Gewürzmühle
16 Scheiben Parmaschinken
16 frische Feigen

Dressing:
8 EL Olivenöl
3 EL Zitronensaft
2 ½ EL Balsamicoessig
2–3 TL Honig
Salz aus der Gewürzmühle (unjodiert)
Pfeffer aus der Gewürzmühle
2–3 EL frisch gehacktes Basilikum
frisches oder frisch aufgebackenes Ciabatta

Zubereitung:
Den Rucola verlesen, von Stängelenden befreien, waschen, trockenschleudern und auf einer dekorativen Platte anrichten. Den Mozzarella etwas abtropfen lassen und jede Kugel in 4 gleichmäßige Scheiben schneiden. Die Mozzarellascheiben dekorativ auf dem Salat anrichten und mit frisch gemahlenem Pfeffer würzen. Die einzelnen Parmaschinkenscheiben zwischen Daumen und Zeigefinger großzügig zusammenrollen und wie Nester zwischen den Mozzarellascheiben platzieren.
Die Schale der Feigen mit einem feuchten Tuch säubern. Jede einzelne Feige mit einem scharfen Messer kreuzweise tief einschneiden, aber nicht durchtrennen und mit den Fingern unten zusammendrücken, sodass sich die Früchte wie Blüten öffnen. Je eine Feigenblüte in ein Schinkennest setzen.
Die Zutaten zum Dressing verrühren und direkt in und über die Feigenblüten gießen, den Salat damit beträufeln. Das Ganze mit frisch gehacktem Basilikum bestreut servieren. Dazu Ciabatta reichen.

Tipp: Das Ciabatta in Scheiben schneiden und mit Olivenöl beträufeln. Im Ofen kurz goldbraun backen, mit Knoblauchzehen einreiben. Sofort servieren!

Gesundheitsvorteil Rezepte S. 43 und S. 44: Die mediterrane Küche ist sehr gesund für Herz und Kreislauf.

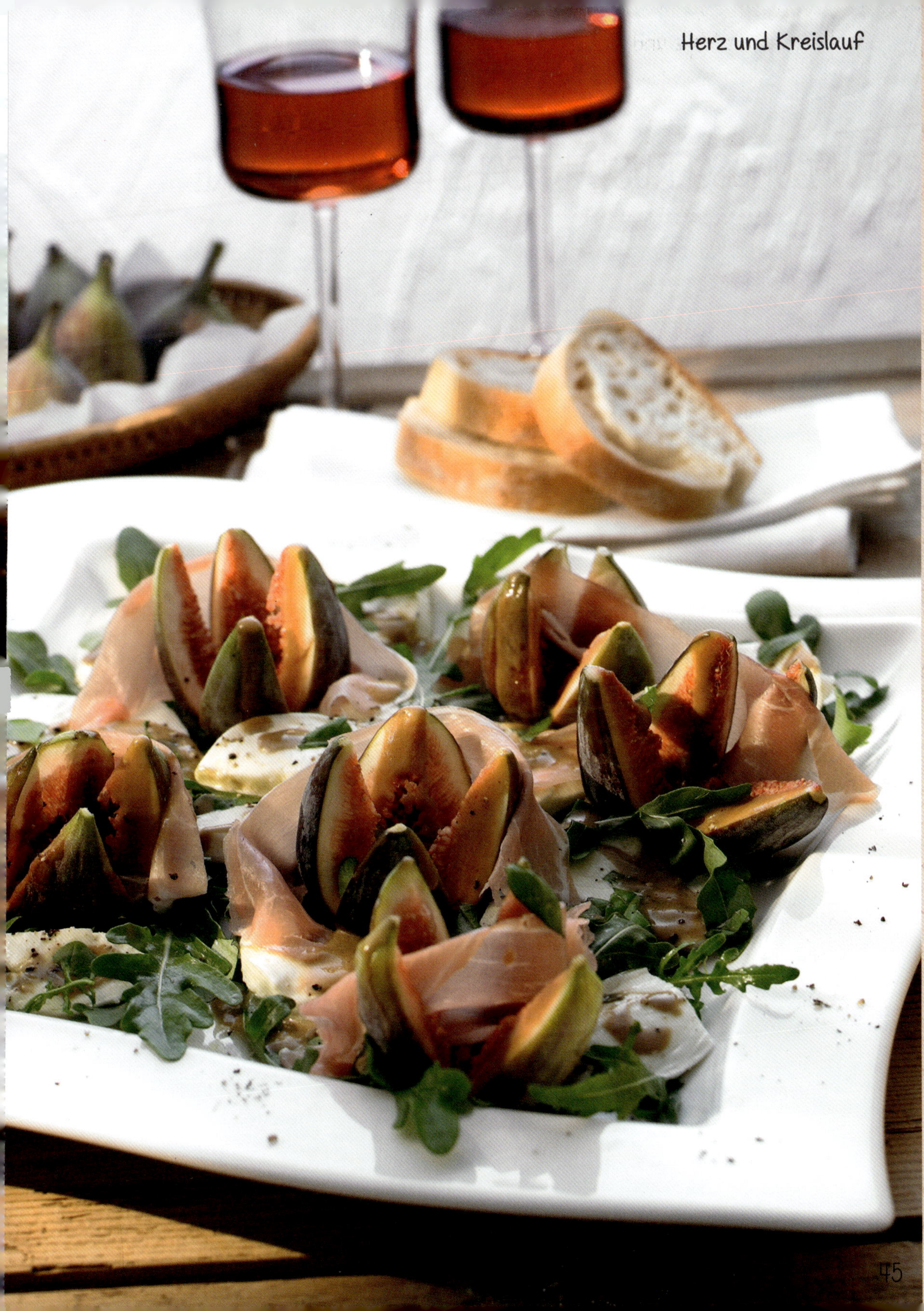

KNOCHENARCHITEKTUR

Der Mensch hat verschieden große, unterschiedlich geformte Knochen: röhrenförmige (in Armen und Beinen), kleine (Wirbelknochen, Hand-, Fußwurzelknochen) und flache Knochen (Schädel, Schulterblätter, Brustbein). Frauen haben ein breiteres Becken als Männer, weil die Babys bei der Geburt durchpassen müssen. In den hohlen Knochen liegt das Knochenmark, wo Blutkörperchen gebildet werden.

Die äußere Form eines Knochens verbirgt größtenteils seine innere Architektur. Knochen sind nichts Festes, Statisches oder Lebloses, das sich, einmal ausgewachsen, nicht mehr verändert. Das dynamische Gewebe mit weit verzweigten Knochenzellen und dazwischen liegender Knochensubstanz ist stoffwechselaktiv, mit unzähligen Blutgefäßen versorgt, und zudem ist das Skelett eine echte Dauerbaustelle.

Gut zu wissen: Knochentransformation

Pro Jahr werden 10 bis 30 Prozent der gesamten Knochenmasse erneuert. Die Knochentransformation durchläuft verschiedene Phasen: Knochenabbau (14 bis 30 Tage), Umschaltphase (10 Tage), Knochenaufbau (90 Tage), Ruhephase (900 Tage).

KNOCHENBAUER

Knochen ist lebendes Gewebe. Er wird ununterbrochen abgetragen, wieder aufgebaut, repariert, funktionell angepasst und neu modelliert. Nur der regelmäßige Ersatz der Knochenmatrix im Erwachsenenalter, die Ausgewogenheit von Knochenabbau und Knochenneubildung garantieren, dass die mechanischen Eigenschaften von Knochengewebe erhalten bleiben. Bei Osteoporose ist dieses Gleichgewicht gestört. Die Knochenmatrix ist der „Mutterboden" für neuen Knochen. Für die ständigen Umbauarbeiten am knöchernen Skelett stehen zwei bis fünf Millionen Baueinheiten zur Verfügung. Sie sind für die Selbstreparatur der Knochen zuständig. Man hat ausgerechnet, dass dann eine Osteoporose entstehen kann, wenn langfristig 30 Teile Knochen abgebaut, aber nur 29 Teile wieder ersetzt werden. Bauarbeiten an Knochen werden von spezialisierten Zellsystemen übernommen, die gut aufeinander abgestimmt sind. Dazu gehören knochenabbauende Zellen (Osteoklasten), knochenaufbauende Zellen (Osteoblasten), knochenüberwachende Zellen (Osteozyten) und knochenschützende Zellen (Endostzellen). Knochenbaustoffe sind Calcium, Phosphat und organisches Material (Kollagen). Erstere machen die Knochen stabil, Kollagen verleiht Elastizität. Wenn Calcium und Phosphat in das mit einer Kollagenmatrix (einer Art formgebenden Gitter) vorbereitete Knochenbett eingelagert werden, bis die maximale Knochenstärke erreicht ist, spricht man von Knochenmineralisierung.

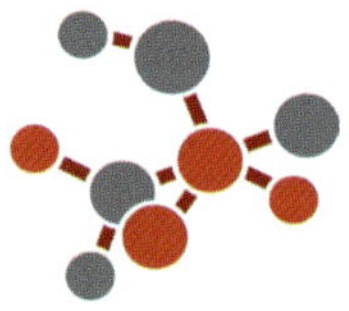

Gut zu wissen: Knochengedächtnis

Knochen haben ein gutes Gedächtnis! Mangelernährung und Diätfehler, Genuss- und Arzneimittel oder Bewegungsmangel, Erkrankungen, Brüche, Verletzungen oder Bettlägerigkeit hinterlassen Spuren in unseren Knochen. Ab dem 40. bis 50. Lebensjahr überwiegt allmählich der Knochenabbau. Das heißt, die Aktivität der Osteoklasten ist im Vergleich zur Osteoblastenaktivität stärker. Die Knochenmasse nimmt nun langsam ab.

BEWEGLICHE MECHANIK

Ohne bewegliche Verbindungen zwischen den einzelnen Knochen wäre der Mensch nur ein schlaffer Knochensack. Wir haben deshalb ein äußerst stabiles Stützskelett mit mehr als 360 Gelenkverbindungen. Ein Gelenk verbindet mindestens zwei Knochen. Je nach Funktion unterscheidet man Kugelgelenke (wie an der Hüfte), Eigelenke (wie an der Hand), Scharniergelenke (wie am Ellbogen), Zapfengelenke (wie am Unterarm), Sattelgelenke (wie an der Daumenwurzel) und flache Gelenke (wie an den Wirbeln).
Manche Gelenke sind sehr beweglich (wie das Kniegelenk), andere fast unbeweglich (wie am Schädel oder Becken). Damit man sich bei vielfältiger körperlicher Aktivität nicht etwa ein Bein auskugelt, gehören elastische Bänder und straffe Kapseln aus Fasern zum Gelenk dazu. Knorpelige Gelenkflächen und Gelenkschmiere in der Gelenkkapsel sorgen für reibungslose Abläufe. Gelenke sind zusätzlich mit Muskeln verbunden. So kann man die unterschiedlichsten Bewegungen ausführen, vom Klavierspielen bis zum Karatetraining. Arbeiten alle Teile des „Bewegungsapparats" gut zusammen, bewegt sich der Mensch in aufrechter Haltung. Er kann sich bücken, strecken, laufen und springen. Die Muskelkraft wird über Sehnen auf die Knochen übertragen. Durch die Koordination von Gelenken, Bändern und Sehnen wird der ganze Mensch in Bewegung versetzt.

Praxistipp: Osteoporose vorbeugen

- Calciumreiche Ernährung, vor allem in der Kindheit und Pubertät, während der Schwangerschaft und Stillzeit sowie nach den Wechseljahren: Milch und Milchprodukte, Grüngemüse, Obst und Getreideprodukte, Mineralwässer, Fruchtsäfte
- Vitaminreiche Ernährung: Vitamin D (Shiitake-Pilze, Lachs u. a.), Vitamin C (Obst, Gemüse), Vitamin A (Aal, Camembert, Butter u. a.), Vitamin K (dunkelgrüne Gemüse), Vitamin B12 (Fisch, Pute, Camembert u. a.), Folsäure (Hefe, Weizenkeime, Kohlgemüse u. a.)
- Bewegung: im Alltag (zu Fuß gehen), Freizeitsport (Walking, Joggen, Wandern, Radfahren, Schwimmen u. a.), Gymnastik, maßvolles Konditions- und Krafttraining
- Sonne auf der Haut: Maßvolle Sonnenbäder ohne Sonnenschutzcreme (Vitamin-D-Produktion!)
- Positive Grundstimmung: Depression ist ein Risikofaktor für Osteoporose

Knochenstoffwechsel im Labor

Mithilfe von Laborwerten können der Knochenstoffwechsel und zahlreiche Gelenkprobleme beurteilt werden. Zu den dabei betrachteten Stoffen gehören die alkalische Phosphatase (AP), Calcium, C-reaktives Protein (siehe S. 32), Harnsäure, Kalium (siehe S. 83), Natrium (siehe S. 85), Phosphat, Rheumafaktoren und Vitamin D (siehe S. 53, 118). Zudem wird die Blutkörperchensenkungsgeschwindigkeit gemessen (siehe S. 33) und ein großes Blutbild erstellt (siehe S. 25).

Alkalische Phosphatase

Die alkalische Phosphatase (AP) umfasst eine Gruppe von Proteinen, die bei alkalischem pH-Wert des Blutes eine enzymatische Aufspaltung von Phosphatverbindungen unter Entstehung von Magnesium-Ionen bewirkt. In größerer Menge kommt die alkalische Phosphatase im Leber- und Gallengangsgewebe, in Knochen, im Dünndarm sowie in der Plazenta vor. Der AP-Wert wird dann bestimmt, wenn die Diagnose und der Verlauf von Leber- und Gallenwegserkrankungen beurteilt werden sollen. In knochenaufbauenden Zellen (Osteoblasten) ist AP besonders aktiv.

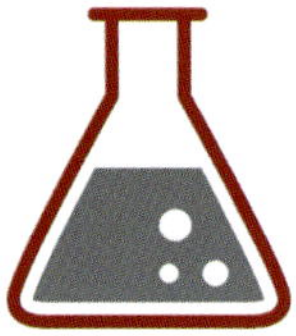

AP-Normalwerte

Gesamt-AP

- Frauen 55–105 U/l
- Männer 40–130 U/l

Knochen-AP

- Frauen 50 U/l
- Männer 60 U/l

- Erhöhte Werte im Blutserum deuten meist auf eine Erkrankung der Leber und der Gallenwege sowie des Knochenskeletts hin. Die Knochen-AP-Werte steigen vor allem bei erhöhter Aktivität der knochenaufbauenden Zellen an. Erhöhte Werte während der Wachstumsphase und der Schwangerschaft sind unbedenklich.
- Verminderte AP-Werte werden selten beobachtet.

Calcium

Calcium ist für den Knochenstoffwechsel wie auch den Aufbau und die Festigkeit des Knochengerüstes und der Zähne erforderlich. In unserem Körper ist das Element zu 98 Prozent in den Knochen gespeichert, der Rest liegt in (positiv geladener) ionisierter Form im Blutserum und an Eiweiß gebunden vor. Die Freisetzung oder Bindung von Calcium wird hauptsächlich durch Hormone – Parathormon, Vitamin D, Katecholamine (Adrenalin), Calcitonin, Östrogene – geregelt oder beeinflusst. Es wird im Zwölffingerdarm und im Dünndarm aufgenommen.

Das ungebunden im Blut befindliche Calcium ist für eine Reihe wichtiger Funktionen von Bedeutung, etwa die Erhaltung der Nerven- und Muskelfunktion, die Muskelerregbarkeit, die Stabilität des Herzrhythmus, die Aktivierung oder

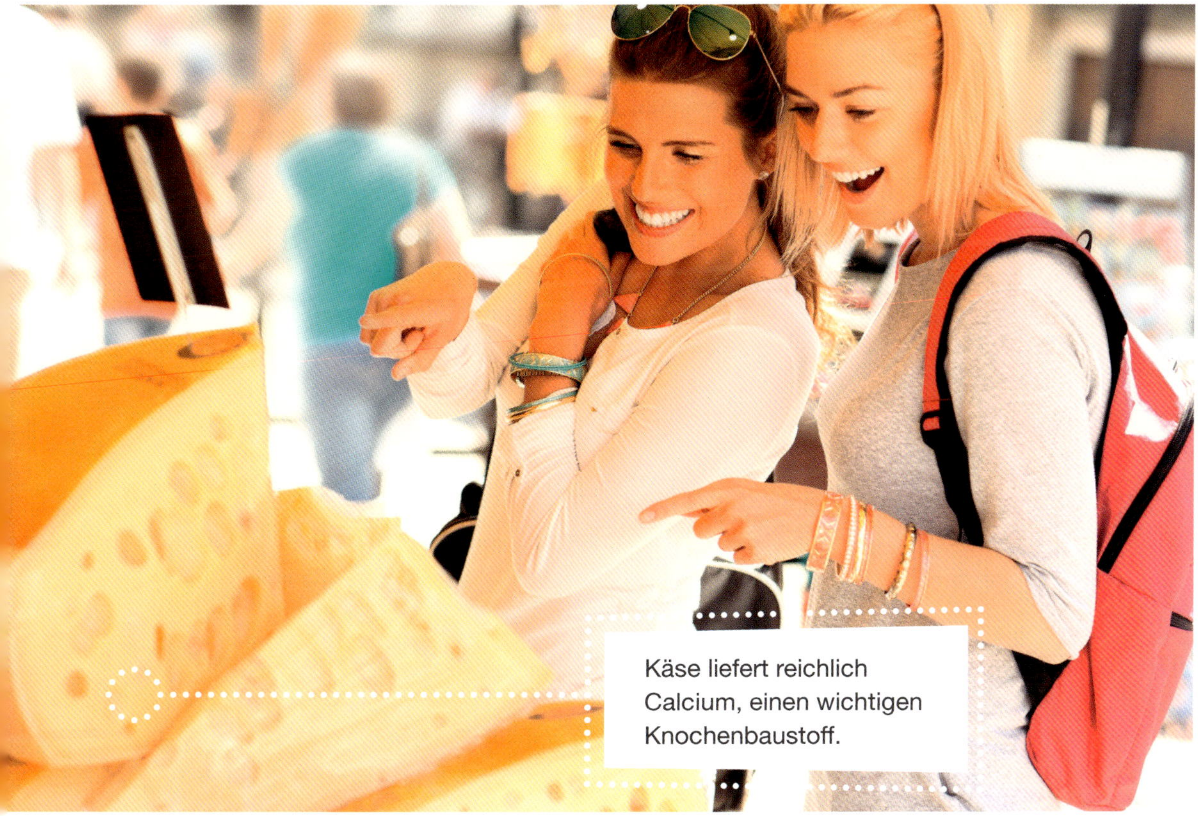

Käse liefert reichlich Calcium, einen wichtigen Knochenbaustoff.

Blockade von Enzymsystemen, für Abwehrfunktionen und die Blutgerinnung. Darüber hinaus reguliert Calcium die Durchlässigkeit der Zellwände. Die wichtigsten Quellen sind Milch und Milchprodukte. In bestimmten Lebensphasen (Schwangerschaft, Stillzeit, Wechseljahre, Pubertät) ist der Calciumbedarf erhöht.

Calcium-Normalwerte
Gesamt-Calcium im Blut

- Erwachsene 8,6–10,3 mg/dl (2,15–2,58 mmol/l)

Calcium-Ausscheidung im Urin

- Frauen < 250 mg (6,2 mmol)
- Männer < 300 mg (7,5 mmol)

- Erhöhte Werte im Blut (Hyperkalzämie) haben meist mehrere Ursachen: Störungen des Eiweiß- und Knochenstoffwechsels, Parathormon-Störungen oder Tumorerkrankungen. Appetitlosigkeit, Gewichtsverlust, Übelkeit und Herzrhythmusstörungen sowie eine Neigung zur Bildung von Harnsteinen können dann auftreten.
- Verminderte Werte im Blut (Hypokalzämie) können durch einen erhöhten Bedarf oder zu geringe Eiweißmengen im Blut (Hypoalbuminämie) verursacht sein. Der Mangel führt zur nervös-muskulären Übererregbarkeit mit Krampfneigung (Tetanie), Kopfschmerzen, Abgeschlagenheit, Müdigkeit, Kalkablagerungen im Körper und Herzrhythmusstörungen.

Praxistipp: calciumreich essen

Calciumreiche Nahrungsmittel: Parmesan, Emmentaler, Tilsiter, Gouda, Camembert, Schafskäse, Ölsardinen.

- Benutzen Sie möglichst wenig Wasser zum Kochen.
- Legen Sie beim Kochen das Gemüse nicht klein geschnitten ins Wasser, waschen Sie es zunächst nur ab und zerkleinern Sie es erst nach dem Kochen.
- Käse enthält sehr viel mehr Calcium als Milch.
- Für alle, die Milch und Käse nicht mögen oder vertragen: Calcium in Tofu und anderen Sojaprodukten wird ähnlich gut verwertet wie Calcium in Milchprodukten. Wenn Sie zusätzlich viel Gemüse dazu essen, sind Sie ausreichend mit Calcium versorgt.

Harnsäure

Harnsäure entsteht beim Abbau von Purinen (Nukleinsäuren-Komponenten) und wird bevorzugt über die Nieren ausgeschieden. Harnsäure kann im Körper sowohl aus purinreichen Nahrungsbestandteilen gewonnen als auch selbst produziert werden (Synthese).

Die Harnsäure-Bestimmung ist vor allem für die Diagnose sowie die Verlaufs- und Therapiekontrolle der Gicht bedeutsam, bei der es zur Ansammlung von Harnsäurekristallen (in Gelenken) kommt. Auch bei erhöhtem Stoffwechselrisiko wegen einer vorliegenden koronaren Herzkrankheit (KHK) und bei Nierensteinleiden sollten die Harnsäurewerte im Blut kontrolliert werden.

Ursachen für erhöhte Harnsäurewerte sind Störungen des Purinstoffwechsels, eine erhöhte Zufuhr von Purinen mit der Nahrung und eine eingeschränkte Nieren- oder Darmfunktion.

- Wenn die Konzentration im Serum über 6,5 mg/dl liegt, spricht man von Hyperurikämie. Sie gilt als indirekter Risikofaktor der koronaren Herzkrankheit. Wie hoch die Hyperurikämie ausfällt, wird durch externe Faktoren beeinflusst (Ernährung, Alkoholkonsum, körperliche Aktivität, Arzneimittel). Hohe Werte treten zehnmal häufiger bei Männern als bei Frauen auf. Komplikationen bei erhöhten Werten sind akute Gichtanfälle, chronische Gicht und Nierenerkrankungen.
- Wenn die Harnsäurekonzentration im Serum < 2 mg/dl ist, spricht man von Hypourikämie. Verminderte Harnsäurewerte werden vor allem durch eine reduzierte Harnsäurebildung, eine erhöhte Harnsäureausscheidung über die Nieren oder durch die Kombination beider Störungen verursacht.

Harnsäure-Normalwerte

Harnsäure im Blut

• Frauen	≤ 6,0 mg/dl (357 µmol/l)
• Männer	≤ 7,0 mg/dl (416 µmol/l)

Harnsäure-Ausscheidung im Urin

• Erwachsene	≤ 800 mg (4,76 mmol)

Praxistipp: Harnsäure-Werte senken!

- Bei Harnsäure-Werten ≤ 9,0 mg/dl (535 µmol/l) ohne weitere Beschwerden sollte die Ernährung umgestellt werden: Alkohol (Bier), Kaffee, üppige Fleischmahlzeiten, Wurst, Innereien und Fleischextrakte vermeiden und täglich mindestens zwei Liter Flüssigkeit trinken.
- Bei Harnsäure-Werten ≤ 9,0 mg/dl (535 µmol/l) mit Gichtanfällen oder Nierensteinen sollten Arzneimittel eingesetzt werden, die die Harnsäurekonzentration senken – etwa Allopurinol, das die Harnsäure-Bildung hemmt.

Phosphat

Phosphat ist im Inneren der Zellen (intrazellulär) vor allem am Glukose- und am Fettstoffwechsel beteiligt. Der Stoffwechsel von Calcium und Phosphat ist eng verknüpft. Vor allem Milch, Milchprodukte und Fleisch sind wichtige Phosphatquellen. Eine zu hohe Aufnahme durch die Nahrung kann zur Unterversorgung mit Calcium beitragen. Phosphat reguliert das Säure-Basen-Verhältnis im Blut und im Urin und ist ein grundlegender Mineralstoff für den Energiestoffwechsel der Zellen, den Aufbau von Zellmembranen und den Knochenstoffwechsel.

- Zu hohe Werte im Blut können auf einer gestörten Nierenfunktion, einer Freisetzung von Phosphat oder einer Überdosierung (Nahrungsmittel) beruhen.

Phosphat-Normalwerte

Phosphat im Blut

- Erwachsene 2,6–4,5 mg/dl (0,84–1,45 mmol/l)

Phosphatausscheidung im Urin

- Erwachsene 0,7–1,2 g/24h (23–40 mmol/24h)

- Bei niedrigen Werten im Blut und Mangelzuständen kann es zu Muskelschwäche und -schmerz, Krampfneigung, Verwirrtheit, Atembeschwerden und komatösen Zuständen kommen. Auch Rachitis ist mit Phosphatmangel verbunden.

Rheumafaktoren

Gegen körpereigenes Immunglobulin G (IgG) gerichtete Antikörper (Autoantikörper) werden als Rheumafaktoren bezeichnet, da sie bei entzündlich-rheumatischen Erkrankungen wie der rheumatoiden Arthritis vermehrt im Blut nachgewiesen werden. Allerdings ist dieser Nachweis für die Rheumadiagnose nicht sehr zuverlässig. Ein Negativbefund schließt eine Diagnose der Krankheit nicht aus.

Rheumafaktoren-Normalwerte

- oberer Grenzwert 10–20 kU/l

- Erhöhte Werte kommen bei Leber- und Lungenerkrankungen sowie bei rheumatoider Arthritis vor.
- Verminderte Werte sind unbedenklich.

CHOLESTERIN & CO. FETTSTOFFWECHSEL

Als Hauptursachen für Herz-Kreislauf-Erkrankungen gelten Bluthochdruck, Übergewicht, Rauchen, zu wenig körperliche Aktivität und vor allem ein zu hoher Cholesterinspiegel. Cholesterin hat sich als Risikofaktor für Arteriosklerose, Typ-2-Diabetes, Herzinfarkt, Schlaganfall und den Verschluss der Beingefäße entpuppt. Muss man deshalb vor Cholesterin Angst haben? Sicher nicht: Cholesterin ist vielmehr ein unverzichtbares Ausgangsprodukt für lebenswichtige Substanzen.

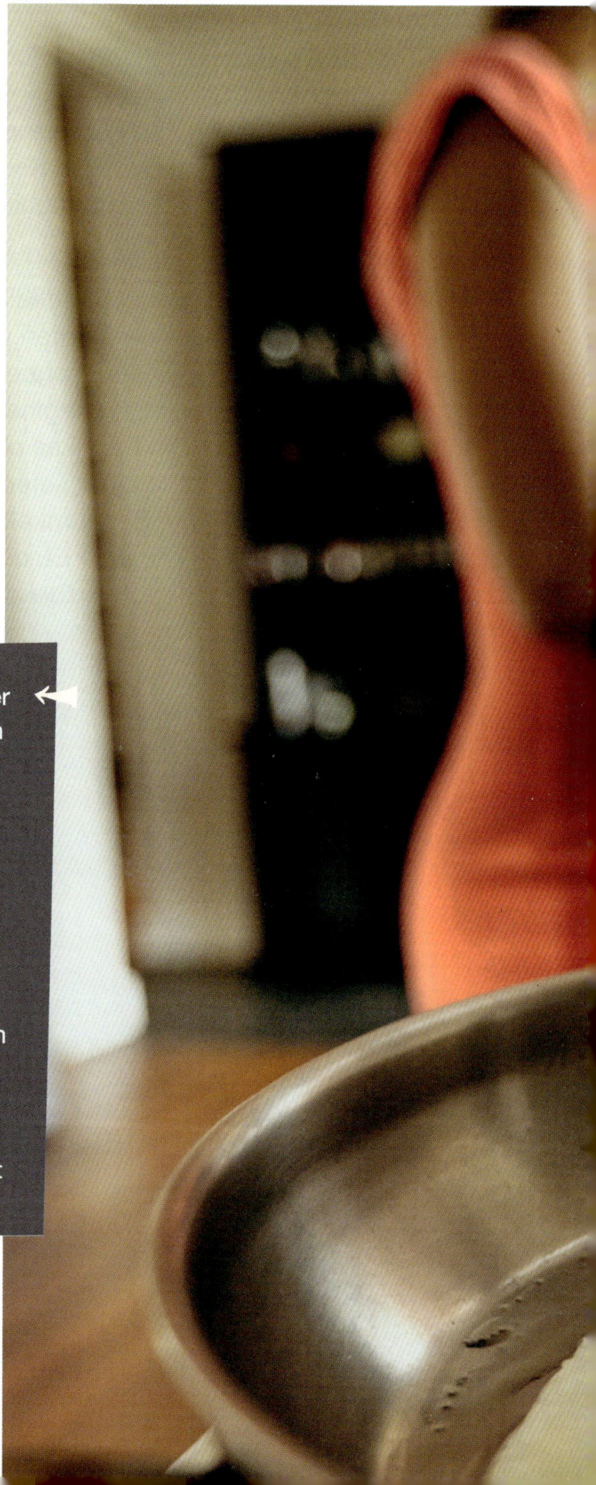

Cholesterin gehört zwar zur Gruppe der Nahrungsfette, aber unser Körper kann es auch selbst produzieren. Folglich kann Cholesterin nicht nur ein gefährlicher Bösewicht sein – ganz im Gegenteil. Cholesterin ist lebensnotwendig! Würde es fehlen, wären verschiedene Stoffwechselvorgänge überhaupt nicht möglich.
Cholesterin erfüllt eine Reihe von Aufgaben und ist ein wichtiger Baustein im Körper, zum Beispiel ein unersetzlicher Bestandteil aller Zellen und Gewebe. Wäre es eine schädliche Substanz, hätte die Natur sie uns vermutlich nicht mitgegeben!

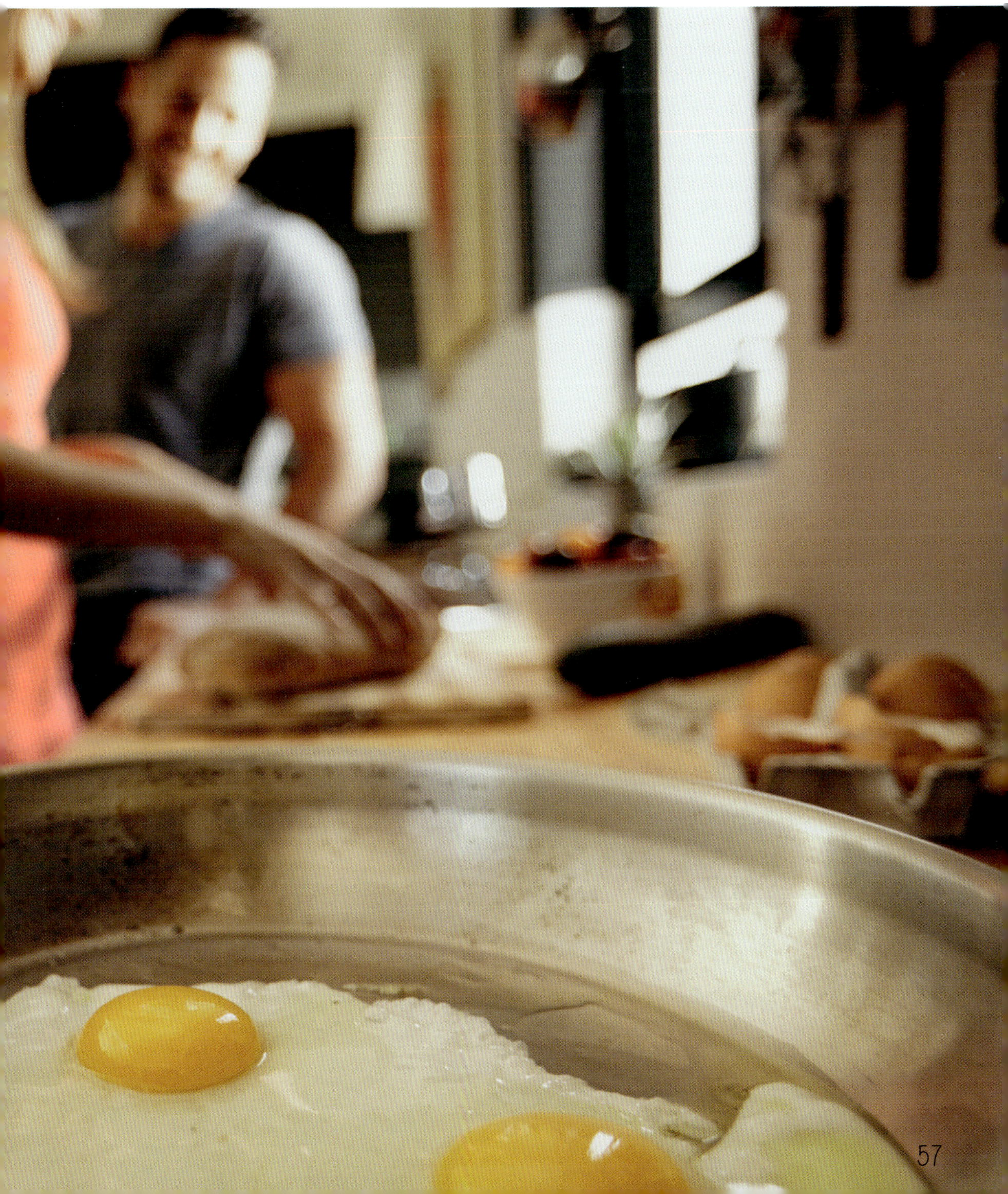

CHOLESTERINSTOFFWECHSEL IM GLEICHGEWICHT

Cholesterin stellt unser Körper selbst her – und zwar exakt in der benötigten Menge: etwa 500 bis 1000 Milligramm pro Tag. Zusätzlich nehmen Menschen Cholesterin über die Nahrung auf, meistens aus tierischen Produkten wie Fleisch und Wurst, Milch, Sahne, Butter, Joghurt oder Eiern.

Führen wir Cholesterin über die Nahrung zu, wird die körpereigene (endogene) Cholesterinproduktion gedrosselt. Dieser Regelmechanismus sorgt beim gesunden Menschen für gleichbleibend hohe Cholesterinspiegel. Der Körper hat so stets ausreichend Cholesterin zur Verfügung – vorausgesetzt, eine Bedingung wird erfüllt: Die körpereigene Produktion und die Zufuhr über die Nahrung müssen in einem gewissen Gleichgewicht stehen.

Überschreitet die Cholesterinzufuhr bestimmte Mengen nicht, wird durch eine Drosselung der endogenen Produktion das Gleichgewicht gewahrt. Steigt die Zufuhr zu stark an, wird ein Teil des Überschusses in der Leber abgebaut. Ein gesunder Organismus schafft dies eine Zeit lang. Ist die Cholesterinzufuhr permanent zu hoch, wird es kritisch: Die Rezeptoren in der Leber, die für die Verarbeitung des Cholesterins zuständig sind, nehmen Schaden. Das bedeutet, dass das erhöhte Cholesterinaufkommen nicht mehr bewältigt wird. Überschüssige Mengen bleiben im Blut und sammeln sich dort an. Es kommt zu Stoffwechselstörungen und schließlich zur Hypercholesterinämie (erhöhter Cholesterinspiegel). Ist die äußere Zufuhr von Cholesterin nur gering, bildet der Körper selbst mehr Cholesterin.

Gut zu wissen: LDL- und HDL-Werte

- Je höher die LDL-Cholesterinwerte sind, desto leichter und schneller lagert sich Cholesterin in den Zellen und an den Gefäßwänden ab – und das ist schlecht!
- Je höher die HDL-Werte sind, desto mehr Cholesterin wird wieder aus den Arterienwänden und dem Blutkreislauf herausgeholt, um in der Leber abgebaut zu werden – und das ist gut!

GUTES UND SCHLECHTES CHOLESTERIN

Gibt es das überhaupt? Wenn ja, wie unterscheiden sich diese Cholesterine? Für die Entstehung einer Arteriosklerose und des daraus resultierenden Herzinfarkts kommt es nicht nur auf die Höhe des Gesamtcholesteringehaltes im Blut an. Hier spielen viele Faktoren eine Rolle: Entscheidend ist aber das Cholesterin – insbesondere die Form, wie es im Blut transportiert wird.

Weil sich Cholesterin schlecht mit wässrigem Blutplasma mischt, wird ein „Transporteur" gebraucht. Dafür stehen spezielle Eiweißstoffe (Proteine) zur Verfügung, die im Darm und in der Leber gebildet werden. Sie sind in unterschiedlicher Dichte und Größe im Blut vorhanden und gehen im Blutplasma eine Verbindung mit Cholesterin ein (Fett-Eiweiß-Verbindungen = Lipoproteine):

- Chylomikronen: Sie werden im Dünndarm während der Resorption von Nahrungsfett gebildet, transportieren mit der Nahrung zugeführte Triglyceride und sind am fettreichsten.
- VLDL (*very low densitiy lipoproteins* = Lipoproteine sehr geringer Dichte): Sie werden in der Leber gebildet und transportieren die im Körper entstandenen Triglyceride.

- IDL (*intermediate density lipoproteins* = Fetteiweiße mittlerer Dichte): VLDL verwandeln sich über eine Zwischenstufe in IDL. Wenn sie Triglyceride abgeben, verwandeln sie sich in die gefährlichen LDL.
- LDL (*low density liporoteins* = Lipoproteine geringer Dichte): Sie sind die Haupttransporteure des Cholesterins, bestehen zu 45 Prozent aus Cholesterin und lagern sich an den Innenwänden der großen Gefäße und in ihren Zellen ab. Im Kreislauf findet sich überwiegend das LDL-Cholesterin, das die Arteriosklerose beschleunigt („böses" Cholesterin).
- HDL (*high density lipoproteins* = Lipopoteine hoher Dichte): Sie werden in der Leber und im Darm gebildet. HDL transportieren das an Arterienwänden und im Blut vorhandene Cholesterin in veresterter Form zur Leber, wo es in Gallensäuren umgewandelt und ausgeschieden werden kann. Die kleinen, fein verteilten HDL gleichen die Wirkung der ungünstigen LDL aus, indem sie den Abtransport des Cholesterins aus den Zellen und den Gefäßwänden ermöglichen („gutes" Cholesterin).

TRIGLYCERIDE: NEUTRALFETT-BRENNSTOFF

Cholesterin brauchen wir, damit unsere Hormone und Körperzellen funktionieren. Den „Brennstoff" zum Leben liefern die Triglyceride. Triglyceride sind sogenannte Neutralfette. Sie dienen, in Fettzellen gespeichert, als wichtige Quelle für den Energie- und Betriebs-Stoffwechsel und als Energiereserve der Zellen. Werden sie aktiviert, setzen sie die Energie wieder frei. Ähnlich wie Cholesterin werden auch Triglyceride teilweise vom Körper selbst hergestellt.
Aber Vorsicht: Nicht nur erhöhte Cholesterinwerte, sondern auch zu hohe Triglyceridspiegel können die Gefäße schädigen und führen zur Arteriosklerose. Erhöhte Triglyceridspiegel weisen vor allem auf Fettstoffwechselstörungen und möglicherweise den Beginn eines Diabetes hin. Daher ist es wichtig, neben den Cholesterin- auch die Triglyceridwerte zu kontrollieren.
Mit der Nahrung führen wir Triglyceride zu – mit tierischen und pflanzlichen Lebensmitteln wie Fleisch, Wurst, Milch, Käse, Sahne, mit Nüssen und Backfetten. Gleichzeitig werden aus Kohlenhydraten, etwa aus Brot, Mehl, Teigwaren und Zucker, weitere Triglyceride gebildet. Fettreiche, kohlenhydrathaltige Mahlzeiten und Alkohol lassen die Triglyceridwerte im Blut sofort ansteigen. Überschüssige Triglyceride lagern sich im Fettgewebe als Depotfett ab.
Triglyceride können nicht frei im Blut zirkulieren, da sie sich nicht in Wasser lösen. Für den Transport verbinden sie sich mit Proteinen und anderen Substanzen. So klammern sich die Triglyceride bevorzugt an Lipoproteine sehr geringer Dichte (VLDLs), die sich später in „böse" LDL-Cholesterine verwandeln.

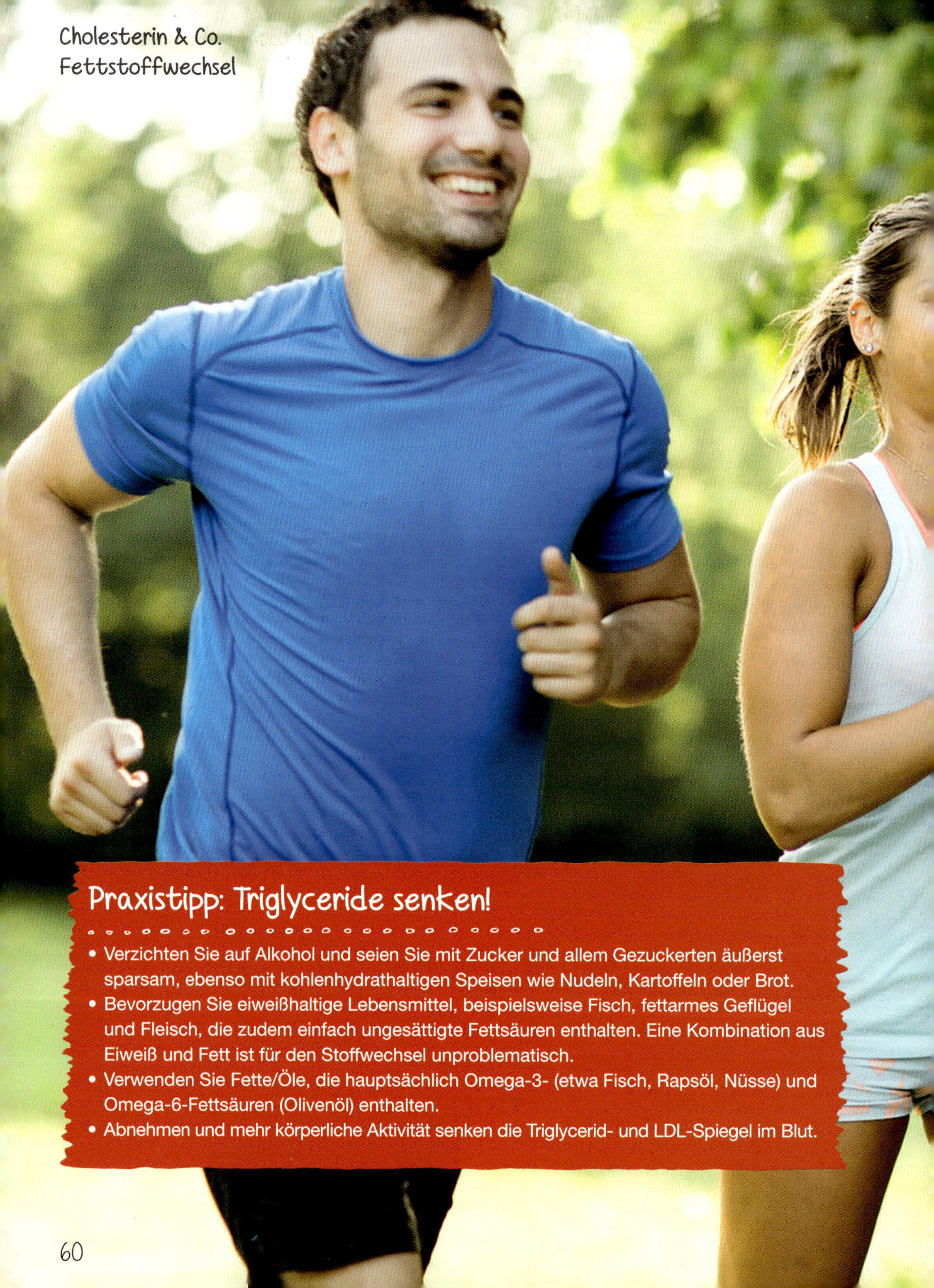

Praxistipp: Triglyceride senken!

- Verzichten Sie auf Alkohol und seien Sie mit Zucker und allem Gezuckerten äußerst sparsam, ebenso mit kohlenhydrathaltigen Speisen wie Nudeln, Kartoffeln oder Brot.
- Bevorzugen Sie eiweißhaltige Lebensmittel, beispielsweise Fisch, fettarmes Geflügel und Fleisch, die zudem einfach ungesättigte Fettsäuren enthalten. Eine Kombination aus Eiweiß und Fett ist für den Stoffwechsel unproblematisch.
- Verwenden Sie Fette/Öle, die hauptsächlich Omega-3- (etwa Fisch, Rapsöl, Nüsse) und Omega-6-Fettsäuren (Olivenöl) enthalten.
- Abnehmen und mehr körperliche Aktivität senken die Triglycerid- und LDL-Spiegel im Blut.

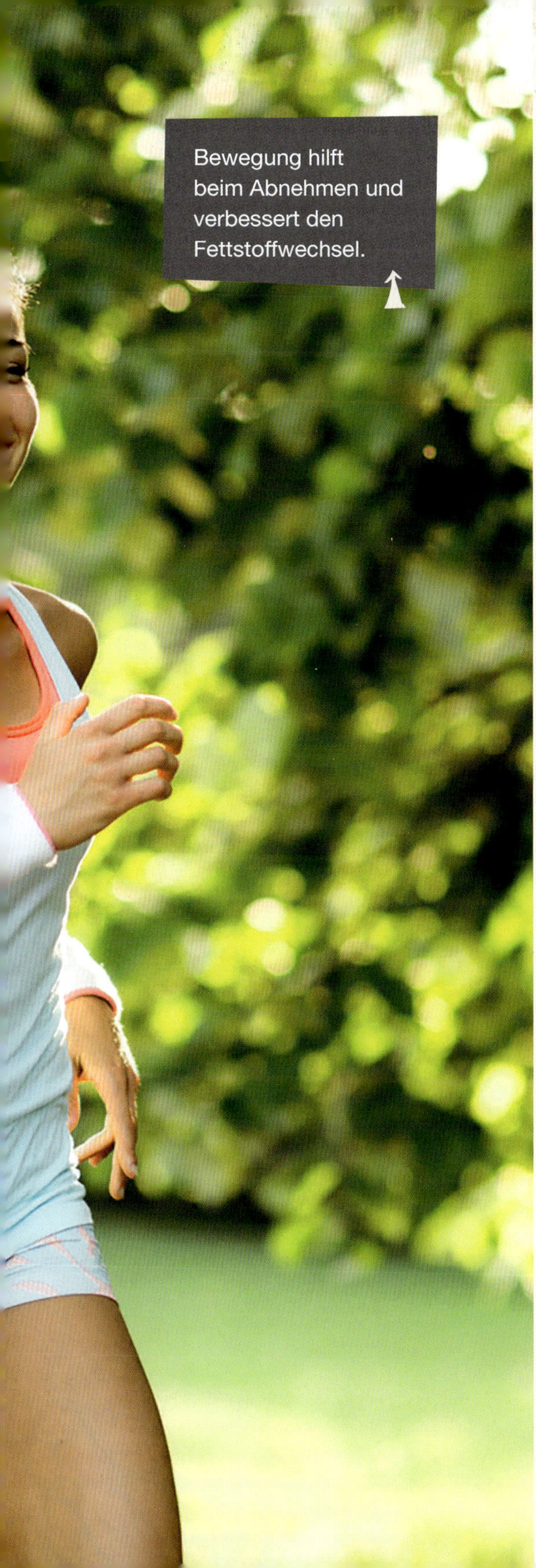

Bewegung hilft beim Abnehmen und verbessert den Fettstoffwechsel.

FETTSTOFFWECHSEL IM LABOR

Fettstoffe (Lipide) gehören zu den mit der Nahrung aufgenommenen Energieträgern. Ein besonders kompliziertes Kapitel ist die Fettabsorption im Dünndarm: Fett wird verdaut, resynthetisiert, abgesondert und schließlich via Lymphe entsorgt. Da Fett Wasser abstößt, werden die Fetttröpfchen (Triglyceride) mit Eiweißhüllen versehen (Chylomikronen), aus dem Bindegewebe der Darmzotten über Lymphgefäße entfernt und zur Leber geschickt. Gesättigte Fette und Transfettsäuren aus Fritten & Co. drehen aber erst einige Runden im Blutkreislauf, bis sie restlos von der Leber eliminiert sind.

Abnorm veränderte Blutfettwerte und Fettstoffwechselstörungen gelten neben Bluthochdruck und Rauchen als dritter wichtiger Risikofaktor für Gefäßerkrankungen, insbesondere für die koronare Herzkrankheit (KHK). Das Risiko für eine Herz-Kreislauf-Erkrankung verändert sich mit der Höhe des Serumcholesterinwertes: Je höher die Cholesterinwerte, desto größer ist die Gefahr für Arteriosklerose, KHK, Angina pectoris und plötzlichen Herztod.

Dabei ist nicht die absolute Höhe der Blutfettwerte für die Abschätzung des Herz-Kreislauf-Risikos ausschlaggebend. Wie hoch die Blutfettwerte bei einem Menschen sein dürfen, damit keine langfristige Gefährdung des Herz-Kreislauf-Systems entsteht, muss unter Berücksichtigung anderer vorliegender Risikofaktoren (Bluthochdruck, Diabetes, Rauchen, Übergewicht) festgelegt werden. Darüber hinaus reicht die Bestimmung der Cholesterinwerte nicht allein aus, es müssen vielmehr alle Fettwerte berücksichtigt werden: die Blutspiegel für (Gesamt-) Cholesterin, HDL-Cholesterin, LDL-Cholesterin, Triglyceride, Lipoprotein a und Homocystein.

Wenn alle wichtigen Blutfettwerte im Labor bestimmt worden sind (Lipidprofil), kann das Risiko für eine Herzkranzgefäßerkrankung (KHK) abgeschätzt werden. Sprechen Sie mit Ihrem Arzt über Ihr individuelles Fettstoffwechselrisiko und eine mögliche Behandlung.

Gut zu wissen: 10-Jahres-Risiko, an einer Herz-Kreislauf-Erkrankung zu sterben

Frauen

Alter	Systolischer Blutdruck (mm Hg)	Nichtraucher 4	5	6	7	8	Raucher 4	5	6	7	8
65	180	7	8	9	10	12	13	15	17	19	22
	160	5	5	6	7	8	9	10	12	13	16
	140	3	3	4	5	6	6	7	8	9	11
	120	2	2	3	3	4	4	5	5	6	7
60	180	4	4	5	6	7	8	9	10	11	13
	160	3	3	3	4	5	5	6	7	8	9
	140	2	2	2	3	3	3	4	5	5	6
	120	1	1	2	2	2	2	3	3	4	4
55	180	2	2	3	3	4	4	5	5	6	7
	160	1	2	2	2	3	3	3	4	4	5
	140	1	1	1	1	2	2	2	2	3	3
	120	1	1	1	1	1	1	1	2	2	2
50	180	1	1	1	2	3	2	2	3	3	4
	160	1	1	1	1	1	1	2	2	2	3
	140	1	1	1	1	1	1	1	1	1	2
	120	0	0	1	1	1	1	1	1	1	1
40	180	0	0	0	0	0	0	0	0	1	1
	160	0	0	0	0	0	0	0	0	0	0
	140	0	0	0	0	0	0	0	0	0	0
	120	0	0	0	0	0	0	0	0	0	0

Männer

Alter	Systolischer Blutdruck (mm Hg)	Nichtraucher 4	5	6	7	8	Raucher 4	5	6	7	8
65	180	14	16	19	22	26	26	30	35	41	47
	160	9	11	13	15	16	18	21	25	29	34
	140	6	8	9	11	13	13	15	17	20	24
	120	4	5	6	7	9	9	10	12	14	17
60	180	9	11	13	15	18	18	21	24	28	33
	160	6	7	9	10	12	12	14	17	20	24
	140	4	5	6	7	9	8	10	12	14	17
	120	3	3	4	5	6	6	7	8	10	12
55	180	6	7	8	10	12	12	13	16	19	22
	160	4	5	6	7	8	8	9	11	13	16
	140	3	3	4	5	6	5	6	8	9	11
	120	2	2	3	3	4	4	4	5	6	8
50	180	4	4	5	6	7	7	8	10	12	14
	160	2	3	3	4	5	5	6	7	8	10
	140	2	2	2	3	3	3	4	5	6	7
	120	1	1	2	2	2	2	3	3	4	5
40	180	1	1	1	2	2	2	2	3	3	4
	160	1	1	1	1	1	1	2	2	2	3
	140	0	1	1	1	1	1	1	1	2	2
	120	0	0	1	1	1	1	1	1	1	1

Gesamt-Cholesterin (mmol/L): 4 | 5 | 6 | 7 | 8

150 | 200 | 250 | 300 | mg/dL

>15%	10–14%	5–9%	3–4%	2%	1%	<1%

Quelle: European Heart Association

Die farbigen Tabellen (Frauen/Männer) zeigen das altersbezogene Risiko für eine tödlich verlaufende Herz-Kreislauf-Erkrankung unter der Annahme, dass der Lebensstil nicht verändert wird. So können Sie Ihr Herz-Kreislauf-Risiko abschätzen:

- Wählen Sie Ihr Geschlecht und Ihre Altersgruppe.
- Ordnen Sie sich der Gruppe „Raucher" oder „Nichtraucher" zu.
- Wählen Sie Ihren systolischen Blutdruckwert (mmHg) aus der senkrechten Werteskala.
- Wählen Sie Ihren Cholesterinwert (mmol/l) aus der Skala unter der Tabelle. Rechts unten befindet sich eine Umrechnungstabelle für die Einheit mg/dl.
- Die sich daraus ergebende Zahl in einem der farbigen Felder entspricht der statistischen Wahrscheinlichkeit in Prozent, innerhalb der nächsten zehn Jahre an einer Herz-Kreislauf-Erkrankung zu sterben.

Cholesterin

Cholesterin kann überall im Körper produziert werden und ist ein lebenswichtiger Baustoff für Zellmembranen und Fetteiweißstoffe sowie für die Produktion von Hormonen und Gallensäuren. Cholesterin wird in der Leber abgebaut und über die Galle und den Darm ausgeschieden. Da Cholesterin im Blutplasma schlecht löslich ist, wird es als komplexe Verbindung (Apolipoprotein) in Teilverbindungen transportiert: hauptsächlich als LDL-Cholesterin sowie in geringerem Umfang als HDL- und VLDL-Cholesterin.
Die Bestimmung der Cholesterinwerte dient vor allem der Risikoabschätzung für Herzerkrankungen und zur Kontrolle einer Behandlung mit Lipidsenkern. Die Cholesterin-Konzentrationen nehmen mit zunehmendem Alter zu, wobei ihr Aussagewert für das Herz-Kreislauf-Risiko dann abnimmt.

Gesamtcholesterin-Normalwerte

- Erwachsene ≤ 190 mg/dl (5,0 mmol/l)

- Dauerhaft abnorm hohe Cholesterin-Werte erhöhen das Risiko für Herz-Kreislauf-Erkrankungen (Durchblutungsstörungen, koronare Herzkrankheit, Herzinfarkt, Schlaganfall, Herztod) durch langfristig gefäßschädigende Wirkungen.
- Niedrige Cholesterin-Werte im Blut kommen seltener vor und treten vor allem ernährungsbedingt sowie bei schweren Organstörungen auf (Leber, Schilddrüse). Menschen mit niedrigen Cholesterin-Werten erleiden sehr selten einen Herzinfarkt.

Praxistipp: Cholesterin selbst testen

Mit einem Testset (etwa aus der Apotheke) wird der Gesamtcholesterinwert bestimmt. Mit der beigelegten Lanzette wird die Fingerkuppe angestochen, um einen Blutstropfen zu gewinnen, der auf eine Testscheibe aufgebracht wird. Nach drei Minuten treten Farbveränderungen auf, die mit einer Farbskala verglichen werden. Bestimmten Farbnuancen sind bestimmte Werte zugeordnet. Der Test sollte vor dem Frühstück oder 12 Stunden nach der letzten Nahrungsaufnahme durchgeführt werden. Ein Set mit 25 Teststreifen kostet 40–50 €. Ein kombiniertes Set mit Cholesterin, Urin und Blutzuckertests kostet etwa 100 €.

HDL-Cholesterin

HDL (*high density lipoprotein*) ist ein Transporteiweiß hoher Dichte und ein Cholesterinester. HDL transportiert im Blut wasserunlösliches Cholesterin aus den Körperzellen zur Leber. HDL-Cholesterin kann überschüssiges Cholesterin aufnehmen und auf diese Weise bestehende Fettablagerungen an den arteriellen Gefäßwänden abbauen. Die Bestimmung des HDL-Werts eignet sich gut zur Früherkennung des Arterioskleroserisikos bzw. des Risikos für eine koronare Herzkrankheit (KHK). Regelmäßiges Körpertraining und sportliche Aktivität erhöhen den HDL-Spiegel.

HDL-Cholesterin-Normalwerte

- Männer ≥ 40 mg/dl (≥ 1,0 mmol/l)
- Frauen ≥ 50 mg/dl (≥ 1,3 mmol/l)

- Erhöhte Werte bedeuten Schutz vor Arteriosklerose, koronarer Herzkrankheit und arterieller Verschlusskrankheit („Schaufensterkrankheit").
- Bei andauernd niedrigen Werten ist meist auch das arterielle Gefäßrisiko sowie die Gefahr für Herzerkrankungen erhöht.

LDL-Cholesterin

LDL (*low density lipoprotein*) ist ein Transporteiweiß niedriger Dichte und ein Cholesterinester. LDL transportiert im Blut bevorzugt Cholesterin zu peripheren Körperzellen. Da LDL-Cholesterin mit Zellen der arteriellen Blutgefäße reagieren kann und Fettablagerung an den Gefäßwänden begünstigt, ist es ein wichtiger Faktor für die Entstehung einer Arteriosklerose. Die Bestimmung des Werts eignet sich gut zur Früherkennung des Arterioskleroserisikos bzw. des Risikos einer koronaren Herzkrankheit (KHK).

LDL-Cholesterin-Normalwert

- Erwachsene ≤ 115 mg/dl (≤ 3,0 mmol/l)

- Bei andauernder Erhöhung ist meist auch das arterielle Gefäßrisiko sowie die Gefahr für Herzerkrankungen erhöht.
- Niedrige Werte im Blut kommen seltener vor und treten vor allem ernährungsbedingt sowie bei schweren Organstörungen auf (Leber, Schilddrüse).

Lipoprotein a

Erhöhte Werte von Lipoprotein a – kurz Lp(a) – gelten als unabhängiger Risikofaktor für Herzinfarkte und koronare Herzkrankheit (KHK). Dieser Fetteiweißstoff ist ausschließlich genetisch kontrolliert. Seine Blutspiegel sind überwiegend erblich festgelegt und somit sehr stabil. Die Bestimmung des Lipoprotein-a-Werts ist vor allem bei Patienten mit erhöhtem Herz-Kreislauf-Risiko sinnvoll. Sind gleichzeitig auch die LDL-Cholesterin-Werte erhöht, vervielfacht sich das Risiko für Herzinfarkt oder Schlaganfall.

Lipoprotein-a-Grenzwert

- Erwachsene < 600 mg/l

- Beträgt der Spiegel im Blut > 600 mg/l, steigt die Gefahr für gefährliche Gefäßveränderungen am Herzen stark an.
- Verminderte Werte sind unbedenklich.

Triglyceride

Triglyceride (Neutralfette) sind Gemische von Fettstoffbausteinen (Lipide). Durch Bestimmung der Triglyceridwerte im Blut können das Risiko für Arteriosklerose abgeschätzt, Fettstoffwechselstörungen diagnostiziert und klassifiziert und der Erfolg blutfettsenkender Maßnahmen (Diät, Behandlung durch Medikamente) kontrolliert werden. Wenn zu viele Fetteiweißstoffe im Blut sind (Hyperlipoproteinämie), steigt das Risiko für gefäßbedingte Erkrankungen von Herz und Kreislauf an.

Triglycerid-Normalwerte

- Erwachsene ≤ 150 mg/dl (1,7 mmol/l)

- Erhöhte Werte steigern nicht nur das Risiko für Gefäßerkrankungen (Arteriosklerose), sie gelten zudem als eigenständiger Risikofaktor. Gefahr droht vor allem dann, wenn das Verhältnis von LDL-Cholesterin und HDL-Cholesterin > 5 ist und gleichzeitig die Triglyzerid-Werte im Blut > 200 mg/dl erhöht sind.
- Verminderte Werte kommen bei Hungerzustand, Lebererkrankungen, Schilddrüsenüberfunktion und Verdauungsstörungen vor.

Homocystein

Homocystein ist eine nicht-proteinbildende schwefelhaltige Aminosäure, die aus der essenziellen Aminosäure Methionin gebildet wird. Homocystein ist an der Produktion weiterer Aminosäuren beteiligt. Heute gilt Homocystein als eigenständiger Risikofaktor für Herz-Kreislauf-Erkrankungen (koronare Herzkrankheit, Arteriosklerose, Herzinfarkt, Schlaganfall). Homocystein kann direkt toxische Schäden an der Gefäßwand verursachen und die Gefahr einer Thrombose erhöhen.

Der Homocystein-Wert eignet sich zur Einschätzung des Risikos für Arteriosklerose bzw. für koronare Herzkrankheit (KHK), dient zur Therapiekontrolle bei Folsäure-, Vitamin B6- oder Vitamin-B12-Mangel. Folsäure und B-Vitamine können den Homocystein-Spiegel senken.

Homocystein-Risikobereiche

• Günstig	< 10 µmol/l	kein Handlungsbedarf
• Akzeptabel	10–12 µmol/l	Handlungsbedarf bei erhöhtem Risiko für degenerative Erkrankungen
• Mäßig erhöht	> 12–30 µmol/l	Handlungsbedarf zur Normalisierung des Homocystein-Spiegels
• Deutlich erhöht	> 30–100 µmol/l	hohes Risiko, Normalisierung des Homocystein-Spiegels nötig
• Stark erhöht	> 100 µmol/l	hohes Risiko, Normalisierung des Homocystein-Spiegels nötig

- Erhöhte Werte kommen bei Folsäure-, Vitamin B6- und/oder Vitamin-B12-Mangel sowie bei Nierenerkrankungen und Schilddrüsenunterfunktion vor und sind ein Risikofaktor für Arteriosklerose, KHK und Herzinfarkt.
- Verminderte Homocysteinwerte sind unbedenklich.

DETOXABTEILUNG: LEBER UND GALLE

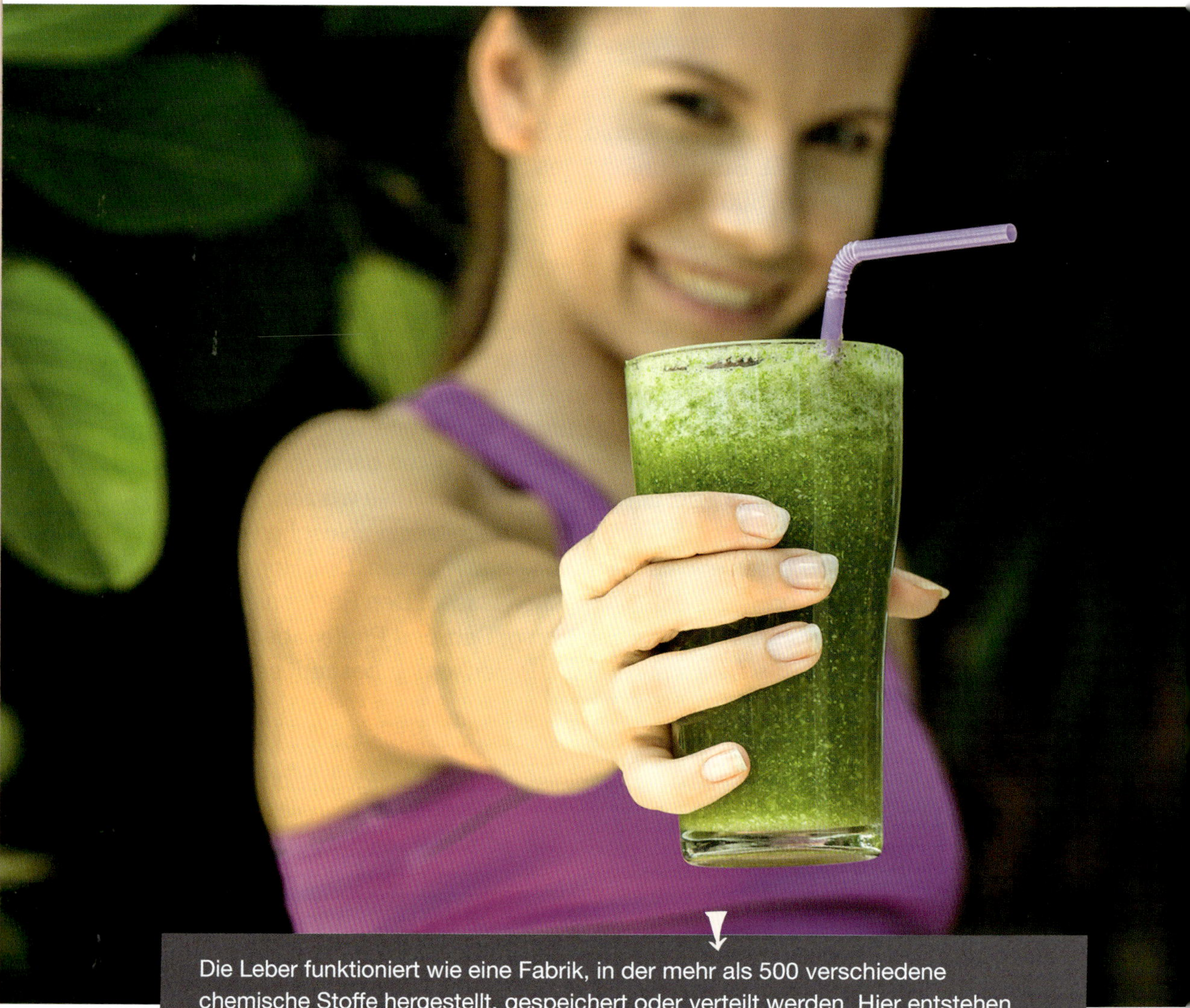

Die Leber funktioniert wie eine Fabrik, in der mehr als 500 verschiedene chemische Stoffe hergestellt, gespeichert oder verteilt werden. Hier entstehen Traubenzucker und Eiweißbausteine (Aminosäuren), Fettstoffe, Gallensäuren und Eiweißkörper für die Blutbildung. Hier werden auch Zucker (als Glukose), Fett, Mineralstoffe und Vitamine gespeichert sowie gealterte Blutzellen in ihre Einzelteile zerlegt und zur Wiederverwertung vorbereitet. Die Leber hilft dabei, Giftstoffe wie Alkohol oder Arzneimittel unschädlich zu machen. Nicht zuletzt erzeugt die Arbeit der Leber viel Hitze. So sorgt das Organ zusätzlich dafür, dass das Blut immer die richtige Temperatur hat.

Die Leber ist das größte innere Organ des Menschen, befindet sich im rechten Oberbauch, besteht aus zwei Lappen und wiegt etwa 1,5 Kilogramm. Sie reguliert den Eiweiß- und Zuckerstoffwechsel, speichert Kohlenhydrate als Zucker (Glykogen), baut ausgediente rote Blutkörperchen ab, speichert Eisen und produziert zudem täglich bis zu einem Liter Galle. Die Leber filtert pro Minute 1,5 Liter Blut, das über die Pfortader vom Darm zu ihr gelangt, wobei ihm Gifte und schädliche Substanzen des Stoffwechsels entzogen werden.

Die Leber füllt die ganze rechte, unter den Rippenknorpeln liegende Körperregion und einen Teil der Magengrube aus. Sie liegt unter dem Zwerchfell, oberhalb des Magens und der Gedärme. In einer ihrer Längsfurchen befindet sich die Gallenblase, wo die Galle gespeichert wird. Die Hohlvene verläuft am Grund dieser Furche. Die Pfortader bringt das vom Darm kommende Blut heran, das mit Verdauungsprodukten gesättigt ist, die in der Leber verstoffwechselt werden. Das Blut, das in diesen Gefäßen ankommt, verteilt sich über ein feines Kapillarnetz und fließt über die Lebervenen, die in die untere Hohlvene münden, ab.

CHEMIELABOR: LEBER

Zu den wichtigsten Funktionen der Leber zählen die Produktion von Galle und der Zuckerstoffwechsel. Die Galle wird über ein System von Kanälen, die den Gallentrakt bilden, in den Darm geleitet. Galle wird von der Leber über den Lebergang ausgeschieden, der sich mit dem Gallenblasengang (von der Gallenblase kommend) vereinigt. Beide zusammen bilden den Leber-Gallenblasen-Gang, der in den Zwölffingerdarm mündet.

Zuckerfabrik

Die Leber ist eine Art Zuckerspeicher. Alle über die Nahrung aufgenommenen Kohlenhydrate werden während der Verdauung in Zucker (Glukose) umgewandelt, der vom Darm aufgenommen wird und über die Pfortader in die Leber gelangt. Der Zucker wird als Glykogen in der Leber gespeichert, die es bei Bedarf in Glukose zurückverwandelt und in das Blut abgibt.
Was nicht mehr verwertbar oder giftig ist, wird verändert und zur Ausscheidung vorbereitet. Giftstoffe, Alkohol und Arzneimittel werden in der Leber entschärft.
Fehlte diese Regelfunktion der Leber, befände sich nach den Mahlzeiten eine sehr große Menge Glukose im Blut, während Zucker umgekehrt in den Stunden der Nüchternheit völlig fehlen würde. Zucker muss den Geweben immer zur Verfügung stehen. Wenn er in großen Mengen verbraucht wird – beispielsweise bei körperlicher oder sportlicher Belastung, müssen die Gewebe sofort wieder damit versorgt werden, was ohne Beteiligung der Leber nicht möglich wäre.
Nach einer Mahlzeit, wenn das Blut der Pfortader sehr zuckerhaltig ist, bleibt der Blutzuckerspiegel in den von der Leber kommenden Venen normal. Die Leber speichert Glukose dadurch, dass sie sie in Glykogen umwandelt. Wird keine Nahrung zugeführt, lässt sich das gegenteilige Phänomen beobachten: Das Blut der Pfortader hat dann einen deutlich verringerten Zuckergehalt, während der Glukosespiegel im Blut der Lebervenen noch immer der Norm entspricht.

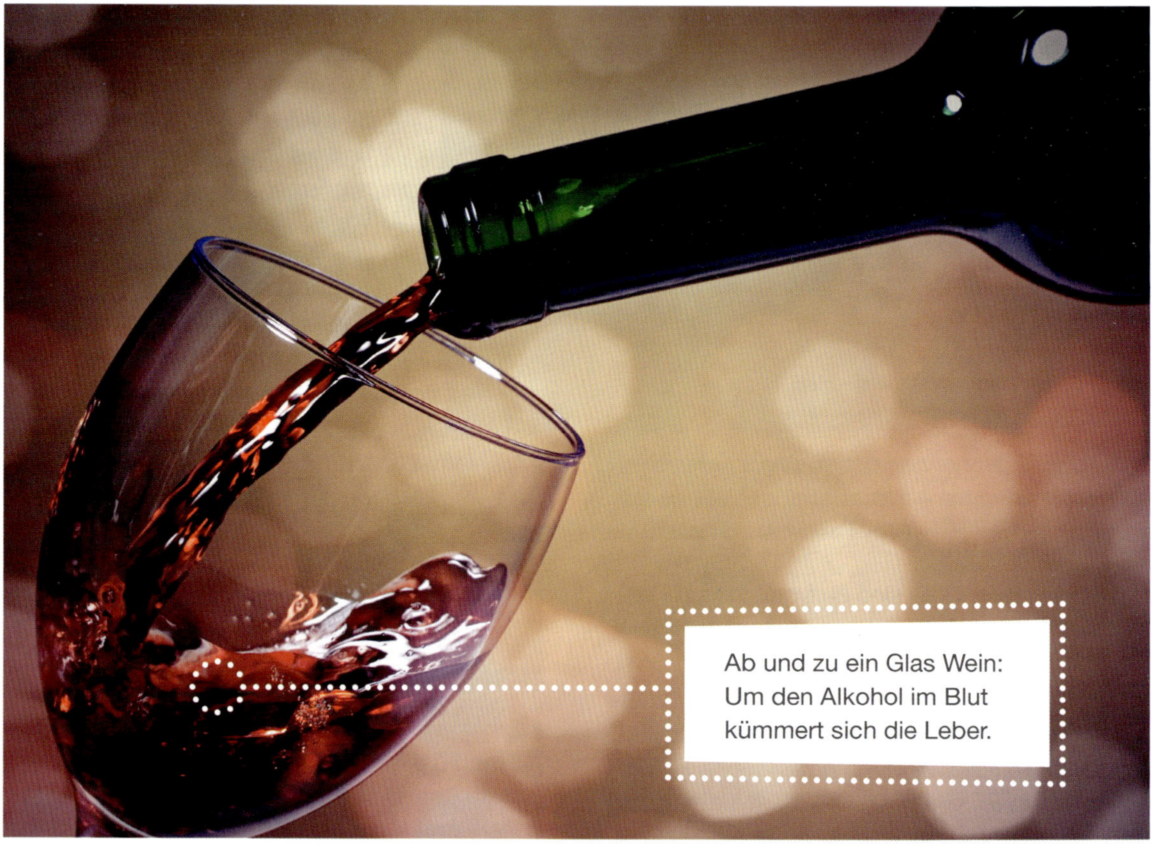

Ab und zu ein Glas Wein: Um den Alkohol im Blut kümmert sich die Leber.

Gesamteiweiß

Durch Bestimmung des Laborwerts Gesamteiweiß (Totalprotein, TP) im Blutserum kann man Hinweise auf mögliche Störungen im Eiweißstoffwechsel bekommen. In der Gesamteiweißmenge im Blut sind mehr als 100 verschiedene Eiweiße enthalten. Stark veränderte Werte kommen seltener vor, meist sind die Abweichungen gering (Dysproteinämie).

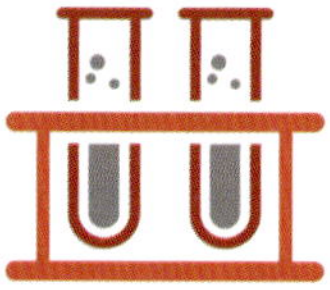

Gesamteiweiß-Normalwerte

• Blutserum, -plasma	66–83 g/l
• Urin	bis 0,15 g/l
• Liquor	0,2–0,4 g/l

- Erhöhte Werte können auf chronisch-entzündliche Erkrankungen, Flüssigkeitsverlust, Leberzirrhose, Nieren-/Harnwegserkrankungen oder Hirnerkrankungen hinweisen.
- Verminderte Werte im Blut beruhen in der Regel auf einer Verringerung von Albumin, das normalerweise in der Leber produziert wird, oder auf einer Störung der Antikörperbildung.

Glutamat-Dehydrogenase

Die Glutamat-Dehydrogenase (GLDH) ist ein Enzym, das am Energiestoffwechsel in allen Körperzellen beteiligt ist und nur in den Mitochondrien, den sogenannten Kraftwerken der Zellen, vorkommt. Erhöhte Werte treten nur auf, wenn Leberzellen absterben. Die GLDH-Werte gelten als Parameter der biochemischen Funktionsleistung des Gewebes der Leber und werden zur Unterscheidung schwerer Lebererkrankungen benutzt. Der GLDH-Spiegel wird immer zusammen mit anderen Leberwerten (GOT, GPT) bestimmt.

GLDH-Normalwerte

- Frauen ≤ 5 U/l
- Männer ≤ 7 U/l

- Der GLDH-Wert steigt erst dann, wenn Leberzellen abgestorben sind. Die Konzentrationen der Leberenzyme GOT und GPT hingegen sind schon bei leichten Leberschäden erhöht.
- Verminderte Werte sind unbedenklich.

GOT

Die Glutamat-Oxalacetat-Transaminase (GOT) wird auch als Aspartat-Aminotransferase (AST, ASAT) bezeichnet. Transaminasen sind als Enzyme am Aminosäurenstoffwechsel und bei der Verwertung von Kohlenhydraten im Zellstoffwechsel beteiligt. Sie können zur Beurteilung von Erkrankungen der Leber sowie zur Diagnose eines Herzinfarkts oder verschiedener Skelettmuskelerkrankungen eingesetzt werden.

GOT-Normalwerte

- Frauen < 35 U/l
- Männer < 50 U/l

- Innerhalb von 4 bis 8 Stunden nach einem Herzinfarkt steigen die Werte an und erreichen nach 16 bis 48 Stunden ihr Maximum. Am dritten bis sechsten Tag nach dem Infarkt normalisieren sich die Werte wieder. Bei Gallenstauung, Leberentzündung (Hepatitis) und Leberzirrhose kommen gleichfalls erhöhte Werte vor.
- Verminderte Werte sind unbedenklich.

GPT

Die Glutamat-Pyruvat-Transaminase (GPT) wird auch als Alanin-Aminotransferase (ALT, ALAT) bezeichnet. Dieses Enzym ist am Aminosäurenstoffwechsel beteiligt, seine Konzentration im Blut wird zur Diagnostik sowie zur Verlaufs- und Therapiekontrolle bei Erkrankungen der Leber sowie bei Herzinfarkt (GOT) und bei Skelettmuskelerkrankungen bestimmt. Das Enzym kommt vor allem in Leberzellen vor und benötigt für seine Funktion Vitamin B6.

GPT-Normalwerte

- Frauen < 35 U/l
- Männer < 50 U/l

- Bei einer Virushepatitis sind Werte von mehr als 1000 U/l und bei Leberproblemen von mehr als 100 U/l nachweisbar.
- Verminderte Werte sind unbedenklich.

Das sollten Sie wissen: Transaminasen

Transaminasen sind die wichtigsten Kenngrößen für die Diagnose von Erkrankungen der Leber- und Gallenwege sowie des Herzens. Steigen die Werte beider Transaminasen (GOT und GPT) an, ist eine Lebererkrankung wahrscheinlich, während bei ausschließlichem Anstieg des GOT-Werts eine Herzerkrankung vorliegen kann. Die Höhe der GPT-Werte kennzeichnet die Ausdehnung und Schwere der Leberzellschäden, da GPT nur in Leberzellen vorkommt und bei ihrer Schädigung vermehrt im Blutserum erscheint.

Hepatitis-Antikörper

Leberentzündungen (Hepatitis) werden meist durch infektiöse Viren verursacht (Virushepatitis). Die moderne Labormedizin verfügt über spezielle Diagnosemethoden zur Unterscheidung von Virusinfektionen der Leber durch Hepatitis A-, B-, C-, D- und E-Viren (Hepatitis-Serologie). Diese Infektionen sind in unterschiedlichem Umfang ansteckend und gefährlich.

Kupfer

Das lebenswichtige (essenzielle) Spurenelement Kupfer (Cu) wird aus Nahrungsmitteln im Dünndarm aufgenommen, zur Leber transportiert und zum Großteil über die Leber ausgeschieden. Ein kleiner Teil des Kupfers wird in der Leber gebunden und als Coeruloplasmin in das Blut abgegeben. Kupfer ist Bestandteil von mindestens 16 lebenswichtigen Substanzen (Metalloproteine), die für die Bildung von Bindegewebe, die Funktion des zentralen Nervensystems und die Blutbildung gebraucht werden. Vor allem Schokolade, Leber, Getreide, Gemüse und Nüsse enthalten reichlich Kupfer.

Kupfer-Normalwerte

Kupfer im Blut

• Erwachsene	Frauen	10,7–26,6 µmol/l	(68–169 µg/dl)
	Männer	11,0–22,0 µmol/l	(56–111 µg/dl)

Kupfer-Ausscheidung im Urin

• Erwachsene		0,16–0,94 µmol/24h	(10–60 µg/24h)

- Erhöhte Werte im Blutserum haben meist keine Bedeutung. Bei Frauen, die östrogenhaltige Mittel einnehmen, ist der Wert im Blut erhöht. Bei Bauchspeicheldrüsen- und Darmerkrankungen, bei Infektionen und bei Leberkrebs und dadurch verursachten Schäden kommen erhöhte Werte im Blut bzw. Urin vor. Die Kupferspeicherkrankheit (Morbus Wilson) führt zu einer erhöhten Kupfer-Ausscheidung über den Urin.

- Kupfermangel kommt beim Menschen selten vor. Wenn monatelang mehr als 50 Milligramm Zink pro Tag zugeführt werden, besteht die Gefahr einer Störung der Kupferaufnahme mit den Symptomen des Kupfermangels.

Praxistipp: Kupfer für die Küche

Vollkornprodukte (Weizen, Roggen) und Haferflocken enthalten besonders viel Kupfer. Auch einige grüne Gemüse, Hülsenfrüchte (z. B. weiße Bohnen, Linsen), Nüsse und Kakao sind kupferreich. Wer sich ab und zu Austern gönnt, versorgt sich gleichfalls sehr gut mit diesem Spurenelement.

GALLENBLASE

Die birnenförmige Gallenblase ist 6 bis 10 Zentimeter lang und knapp 4 Zentimeter breit. Sie ist mit der Unterseite des großen Leberlappens verwachsen. Die in der Leber produzierte Gallenflüssigkeit wird hier eingedickt gespeichert. 50 bis 100 Milliliter Galle passen hinein. Bei Bedarf fließt die grüngelbe Substanz in den Zwölffingerdarm, um bei der Fettverdauung zu helfen. Ein Teil wird vom Blut aufgenommen und wiederverwendet.

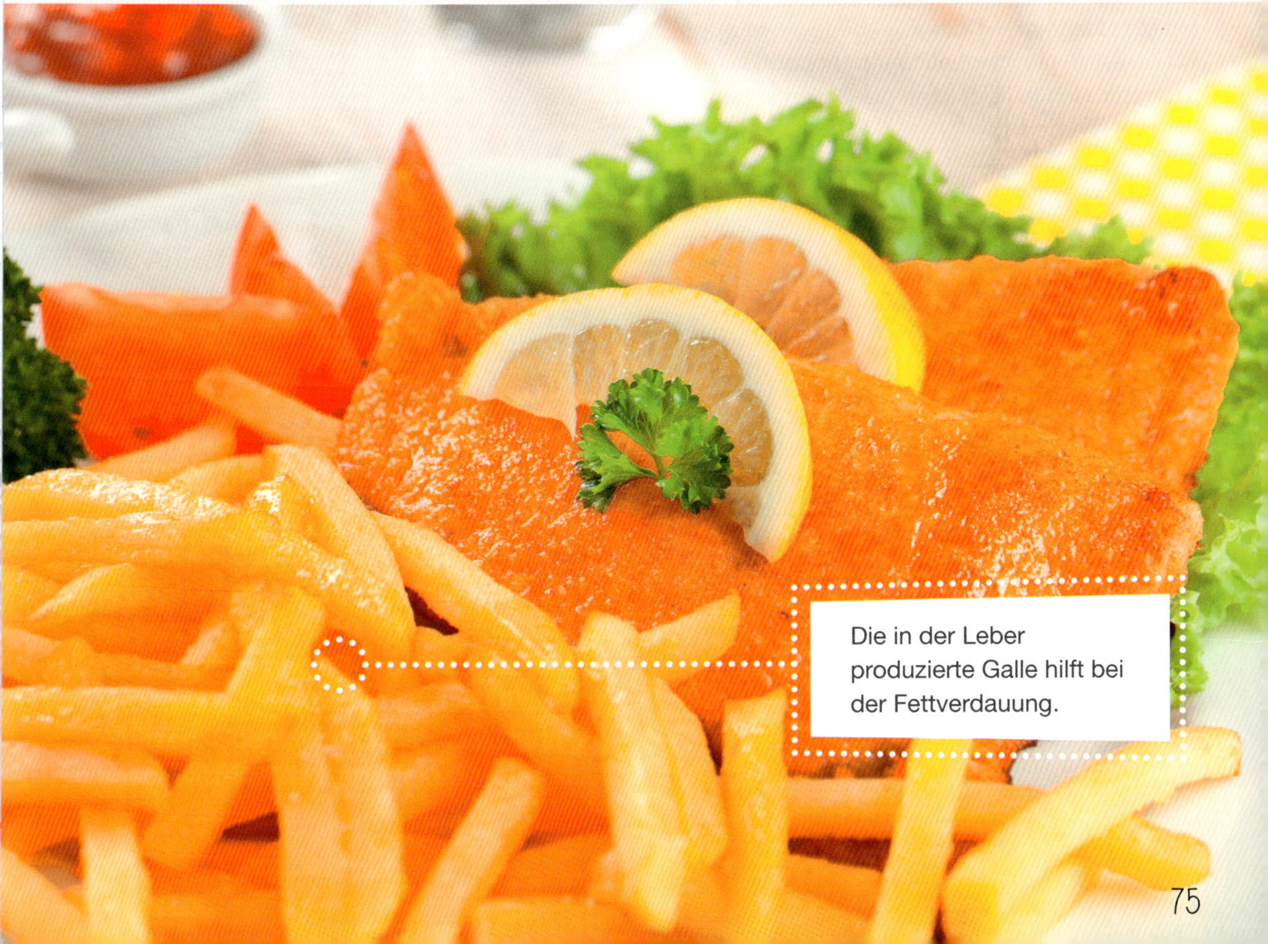

Die in der Leber produzierte Galle hilft bei der Fettverdauung.

MANDELPARFAIT

Zutaten für 4 Personen:
80 g geschälte Mandeln, 2 Eier, 150 g Sahne, 1 Pck. Vanillezucker, 70 g Zucker, 60 g Zartbitterschokolade

Zubereitung:
Die Mandeln in einer Pfanne ohne Fett zartbraun rösten, anschließend fein hacken. Die Eier trennen. Das Eiweiß zu Schnee, die Sahne steif schlagen. Den Vanillezucker mit dem Zucker vermischen und zusammen mit dem Eigelb schaumig rühren. Gehackte Mandeln, Eischnee und Sahne vorsichtig unterheben.
Die Parfaitmasse in eine gefrierfeste Form geben und im Tiefkühler ca. 3 Stunden halbfest gefrieren lassen. Anschließend die Schokolade in Stückchen schneiden und im Wasserbad schmelzen. Das Parfait in Scheiben auf Desserttellern anrichten und mit geschmolzener Schokolade übergossen servieren.

Gesundheitsvorteil: Schokolade versorgt die Leber mit dem essenziellen Spurenelement Kupfer.

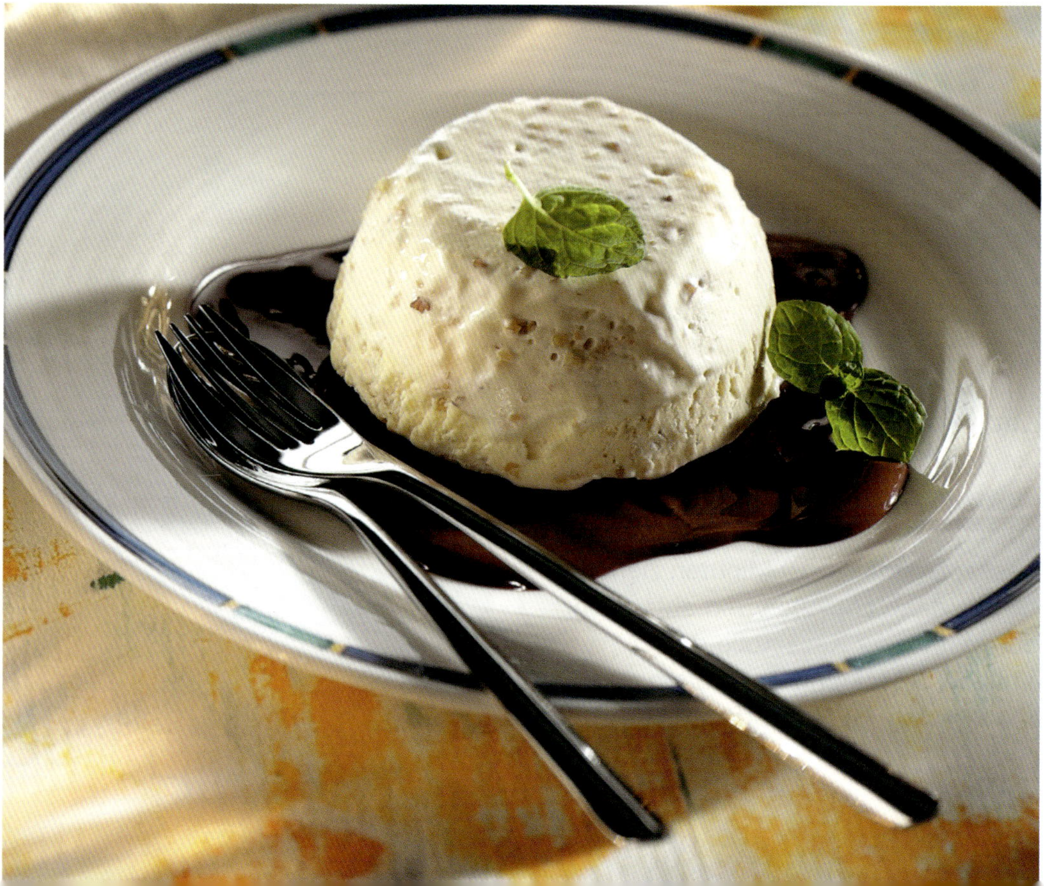

WASSERAUFBEREITUNG: NIEREN

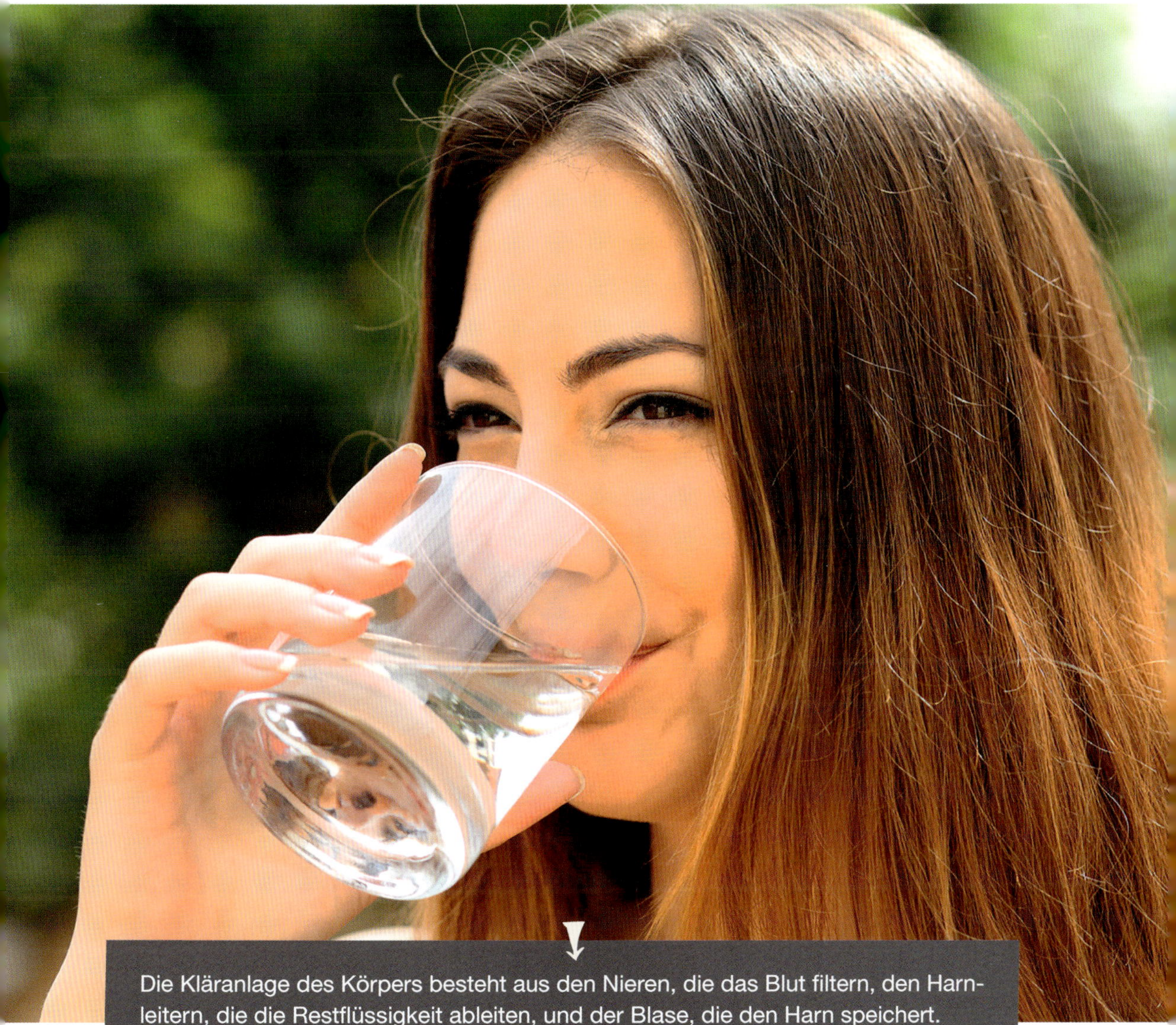

Die Kläranlage des Körpers besteht aus den Nieren, die das Blut filtern, den Harnleitern, die die Restflüssigkeit ableiten, und der Blase, die den Harn speichert. Über die Harnröhre wird dann das „Abwasser“ auf der Toilette entsorgt.
Die Nieren übernehmen noch weitere lebenswichtige Aufgaben: Sie kontrollieren den Wasser-, Salz- und Säuregehalt des Blutes, sind am Zuckerstoffwechsel beteiligt und stellen zwei wichtige Botenstoffe (Hormone) her. Damit die Nieren gut durchgespült werden und optimal arbeiten, sollten Sie jeden Tag mindestens zwei Liter Wasser trinken.

Die Nieren sind ein paariges Harnabsonderungsorgan. Die wesentliche Funktion der Nieren besteht in der Ausscheidung und Rückgewinnung von Wasser, der Regulation des Elektrolytgleichgewichts sowie der Ausscheidung von Stoffwechselprodukten, Giften und anderen Schadstoffen. Darüber hinaus wird Vitamin D in den Nieren in seine wirksame Form (Calcitriol) verwandelt. Nicht zuletzt beeinflusst das Hormon Renin, das in der Niere gebildet wird, den Blutdruck, während ein weiteres (Erythropoetin) die Bildung neuer Blutkörperchen im Knochenmark fördert.

FILTERSPEZIALISTEN

Die Nieren befinden sich im unteren Teil des Bauchraums zu beiden Seiten der Wirbelsäule, zwischen dem zwölften Brust- und dem dritten Lendenwirbel. Sie wiegen 120 bis 150 Gramm und sind etwa 12 Zentimeter lang. Die rechte Niere ist oft etwas größer, während die linke Niere meist höher sitzt. Die Nieren sind von einer stark fetthaltigen Bindegewebsschicht eingehüllt, die sie vor Stößen schützt. Auf den oberen Nierenpolen sitzen die Nebennierendrüsen.
Von der unteren Hohlvene fließt venöses, von der Aorta arterielles Blut in jede Niere. Als Nephronen bezeichnet man die Filtereinheiten, die Rest- und Giftstoffe aus dem Blut entfernen. Jede Niere hat bis zu 1,4 Millionen Nephronen, die aus einem Nierenkörperchen und winzigen Röhrchen (Tubuli) bestehen. In den Nierenkörperchen befinden sich Gefäßknäuel (Glomeruli), die die Filterarbeit erledigen.
Die Harnbildung beginnt im Nierenkörperchen: Der Blutdruck presst einen Teil des Blutplasmas durch die Kapillarmembran in die Kapsel des Nierenkörperchens. Die Glomeruli in ihrem Innern filtern täglich rund 180 Liter Primärharn, der zu mehr als 99 Prozent von den Nierenkanälchen (Tubuli) wieder aufgenommen wird.

Die Nierenkanälchen erfüllen ihre Filteraufgabe über die gesamte Länge des Leitungssystems. Im ersten Abschnitt findet eine aktive Rückresorption (d. h. Wiederaufnahme) statt, bei der vor allem die für den Körper wertvollen Stoffe wie Zucker (Glukose) und Eiweißbausteine (Aminosäuren) zur Wiederverwertung aufgenommen werden. Gleichzeitig werden etwa 150 Liter Wasser zurückgewonnen und am Ende nur 1,5 Liter Endharn (Urin) über die Blase ausgeschieden. Der Endharn enthält 96 Prozent Wasser sowie Schlacken- und Schadstoffe. Jeden Tag reinigen die Nieren 300 Mal das gesamte Blut!

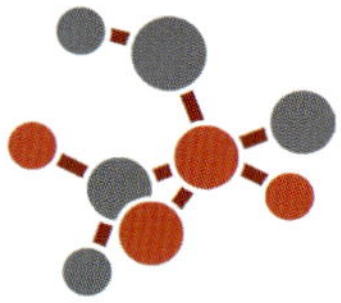

Gut zu wissen: Was ist drin im Urin?

Urin (Harn) ist ein Endprodukt verschiedener Filtervorgänge in den Nieren, wobei Abfallstoffe oder Gifte ausgeschieden und wiederverwertbare Substanzen in den Körper zurückgeführt werden. Wir scheiden täglich im Durchschnitt etwa einen bis eineinhalb Liter Urin innerhalb von 24 Stunden aus. Wenn mehr Flüssigkeit aufgenommen wird, entsteht auch mehr Urin. Er besteht zu 95 Prozent aus Wasser. Darüber hinaus befinden sich weitere Stoffe im normalen Urin:

- Harnstoff ist der wichtigste in Wasser gelöste Bestandteil, von ihm werden täglich etwa 25 Gramm ausgeschieden.
- Harnsäure ist schwer wasserlöslich. Etwa ein Gramm Harnsäure scheidet der Körper pro Tag mit dem Urin aus.
- Kreatinin, von dem etwa 1,5 Gramm täglich ausgeschieden werden, ist ein Produkt des Muskelstoffwechsels und stammt aus dem Fleisch der Nahrung.
- Salze sind wesentliche Bestandteile des Urins. Neben Kalksalzen befindet sich vor allem Kochsalz im Urin. Etwa 10 Gramm Kochsalz verlassen so täglich unseren Körper.
- Phosphate sind in einer Menge von etwa 3 Gramm im täglich ausgeschiedenen Urin enthalten.
- Organische Säuren (Oxalsäure, Zitronensäure) finden sich in unterschiedlichen Mengen.
- Feste anorganische und organische Stoffe sind Bestandteile des Harnsediments (zylinderförmige Teilchen, Kristalle, Epithelzellen).

FUNKTIONSKONTROLLE: NIERENWERTE

Die für die Nierenfunktion wichtigsten Laborwerte sind der Gesamteiweiß-Spiegel (siehe S. 72), die Konzentrationen von Harnsäure (siehe S. 52), Harnstoff, Natrium, Kalium und Kreatinin in Blut bzw. Urin, die Kreatinin-Clearance sowie der pH-Wert und das spezifische Gewicht des Urins. Weitere Werte können mit einem Urin-Teststreifen gemessen werden.

Harnstoff

Harnstoff ist das Endprodukt des Eiweiß- bzw. Aminosäurenstoffwechsels und wird in der Leber gebildet: ein weißer, kristalliner, ungiftiger und aus hygienischer Sicht unbedenklicher Feststoff. Wenn Eiweiß zerfällt, bildet sich giftiger Ammoniak, der vom Körper sofort in Harnstoff umgebaut und in dieser Form aus dem Blut gefiltert und mit dem Urin ausgeschieden wird. Die Menge des ausgeschiedenen Harnstoffs ist von verschiedenen Faktoren abhängig: der Eiweißzufuhr, dem Eiweißstoffwechsel sowie der Leber- und Nierenfunktion. Ein hoher Eiweißanteil im Nahrungsangebot (z. B. durch Fleisch) führt schon bei normaler Nierenfunktion zu erhöhten Werten. In der Labormedizin werden die Begriffe Harnstoff und Harnstoff-N (BUN) synonym verwendet.

Harnstoff-Normalwerte

Harnstoff im Blut

- Erwachsene 17–43 mg/dl (2,8–7,2 mmol/l)

Harnstoff-Ausscheidung im Urin

- Erwachsene 20–35 g/24h

- Erhöhte Werte im Blutserum werden als Azotämie bezeichnet und vor allem bei gestörter Nierenfunktion beobachtet, allerdings ist dann bereits die Filterleistung der Nieren auf ein Viertel der normalen Leistung verringert.
- Verminderte Harnstoffwerte sind meist unbedenklich.

Gut zu wissen: Harnstoff-Hautpflege

Äußerlich auf der Haut angewendet, hat Harnstoff eine sanft schuppenablösende Wirkung, beeinflusst die Feuchtigkeitsregulation der Haut günstig und ist für Ekzemhaut gut geeignet. Nebenwirkungen sind nicht bekannt.

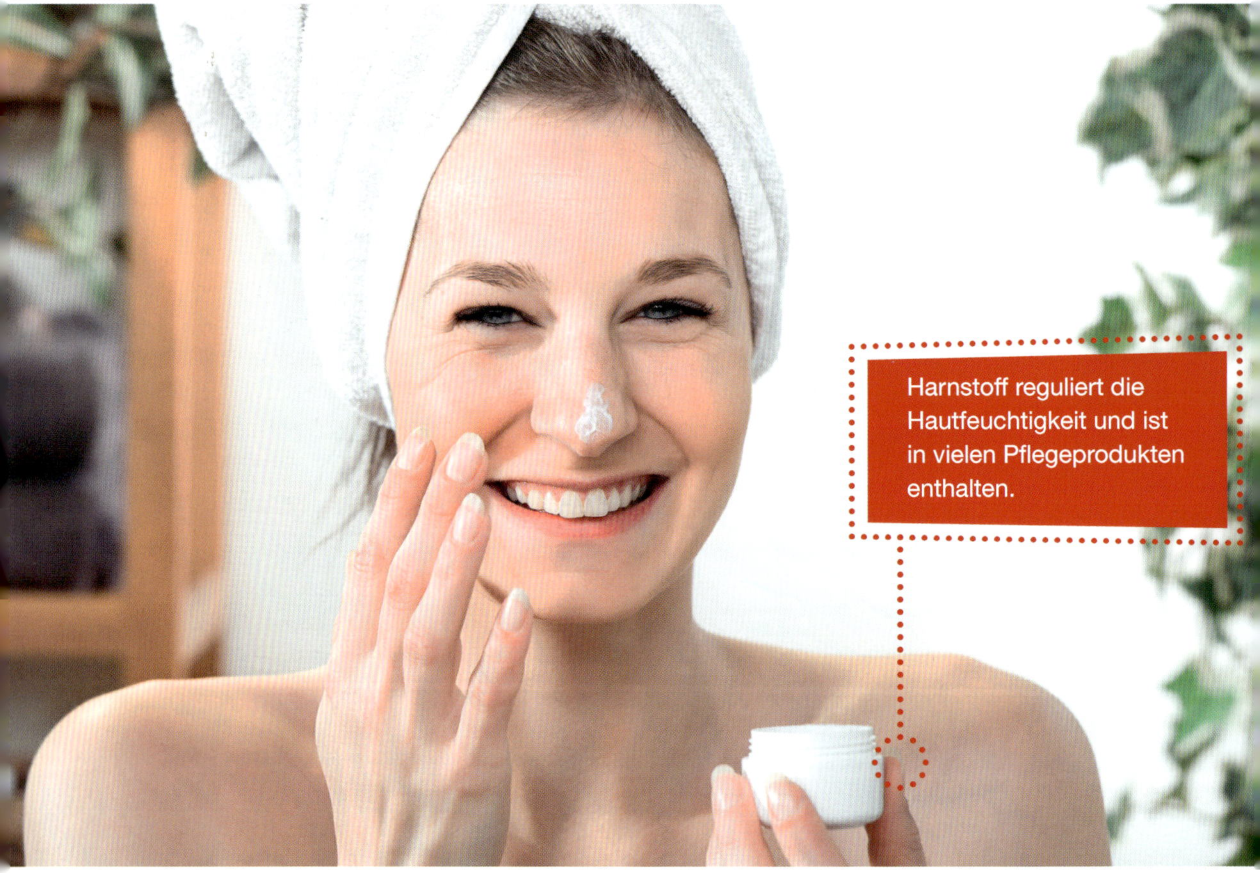

Harnstoff reguliert die Hautfeuchtigkeit und ist in vielen Pflegeprodukten enthalten.

Kalium

Der Mineralstoff Kalium (K) ist in fast allen Lebensmitteln enthalten. Im Körper findet er sich zu 98 Prozent innerhalb der Zellen als häufigstes intrazelluläres positives Ion. Der Kaliumstoffwechsel ist vor allem für die Aufrechterhaltung des zellulären Raumes, den Wasserhaushalt, das Säure-Basen-Gleichgewicht, die Nervenimpulsleitung, Erregungs- und Kontraktionsvorgänge der Muskulatur sowie für die Enzymaktivierung und Energiegewinnung von Bedeutung. Kalium wird über den Dünndarm aufgenommen und mit dem Harn ausgeschieden, wobei das Kalium-Gleichgewicht außerhalb der Zellen (Extrazellulärraum) durch die Nieren reguliert wird. Kalium ist der Gegenspieler von Natrium. Der Kaliumwert wird meist zusammen mit anderen Werten (von Chlorid, Natrium, Magnesium, Calcium, Phosphat) bestimmt.

Der Kaliumwert im Blut eignet sich zur Verlaufskontrolle bei Niereninsuffizienz, bei Elektrolytverlusten (durch Durchfall oder Erbrechen), zur Diagnostik von Herzrhythmusstörungen sowie bei Störungen des Säure-Basen-Gleichgewichts, bei Nebennierenfunktionsstörungen und als Kontrollparameter der Intensivmedizin.

Gut zu wissen: Nahrungsmittel mit Kalium

Kalium ist in fast allen Lebensmitteln enthalten. Pflanzliche Nahrung hat in der Regel sehr viel mehr Kalium als tierische. Kartoffeln und Hülsenfrüchte, die meisten Gemüsesorten sowie Trockenfrüchte, Obst und Nüsse sind sehr kaliumreich.

Praxistipp: Kaliumküche

- Verwenden Sie beim Kochen so wenig Wasser wie möglich, da es den Nahrungsmitteln Kalium entzieht.
- Bereiten Sie Nahrungsmittel schonend zu, das schützt vor Kaliumverlusten beim Garen.
- Kartoffeln sollten am besten mit Schale gekocht werden. Geben Sie etwas Salz in das Kochwasser, damit das Kalium nicht ausgeschwemmt wird.
- Waschen Sie das Gemüse zuerst und zerkleinern Sie es dann. Langes Wässern wäscht nicht nur das Kalium, sondern auch die wasserlöslichen Vitamine heraus.

Kalium-Normalwerte

• Blut	3,6–5,0 mmol/l
• 24h-Urin	50–100 mmol/Tag

- Wenn mehr als 5 mmol/l Kalium im Serum oder Plasma nachweisbar sind, spricht man von Hyperkaliämie. Erhöhte Werte weisen meist auf Störungen des Kaliumstoffwechsels in den Nieren hin. Beschwerden: Herzrhythmusstörungen, Blutdruckabfall, Muskelschwäche oder -lähmung, Müdigkeit, Hörstörungen und Metallgeschmack im Mund. Werte über 10 mmol/l im Serum sind lebensgefährlich und können zum Herzstillstand führen!
- Wenn weniger als 3,5 mmol/l Kalium im Serum oder Plasma nachweisbar sind, spricht man von Hypokaliämie. Ab Werten unter 2,5 mmol/l treten Beschwerden auf: Muskelschwäche, Lähmungen, Herzrhythmusstörungen, niedriger Blutdruck, Verdauungsbeschwerden, Verstopfung und Störungen der Harnausscheidung. In Mitteleuropa ist ernährungsbedingter Kaliummangel selten.

Kreatinin

Kreatinin ist das Endprodukt des Muskelstoffwechsels, entsteht aus dem Energielieferanten Kreatinphosphat, wird in das Blut abgegeben und über die Nieren mit dem Urin ausgeschieden. Die Kreatininmenge im Blut ist sowohl von der Muskelmasse des Menschen als auch von der Nierenfunktion abhängig. Dieser Blutwert ist ein guter Maßstab zur Beurteilung der Filtrationsfähigkeit der Nieren. In der Regel nimmt deren Ausscheidungsleistung mit zunehmendem Alter ab, weshalb Medikamente bei älteren Menschen häufig niedriger dosiert werden müssen.

Kreatinin-Normalwerte

- Frauen 0,40–1,00 mg/dl (35–88 µmol/l)
- Männer 0,64–1,19 mg/dl (57–105 µmol/l)

- Erhöhte Werte im Blut treten erst dann auf, wenn die Filtrationsleistung der Nieren bereits um die Hälfte verringert ist. Jeder fünfte Typ-1-Diabetiker entwickelt eine Niereninsuffizienz. Arzneimittel können die Nierenfunktion deutlich stören: etwa Antibiotika, Chemotherapeutika, Diuretika, Gichtmittel, H2-Blocker oder Rheumamittel.
- Verminderte Werte kommen bei Muskelerkrankungen, Nierenversagen/-insuffizienz und in der Schwangerschaft vor.

Kreatinin-Clearance

„Clearance“ bedeutet Klärung, Klär-/Reinigungsfähigkeit. Gemeint ist in diesem Fall die Filtrationsfunktion der Nieren. Der Begriff „Kreatinin-Clearance“ bezeichnet die Menge an Kreatinin, die pro Zeiteinheit von den Nieren aus dem Blut filtriert wird. Für diese Laboranalyse der Nierenfunktion benötigt man zwei Blutproben und den über 24 Stunden gesammelten Urin. Der Test zeigt, ob die Filtrationsleistung (glomeruläre Filtrationsrate) der Nieren im Normalbereich liegt oder wie sehr sie reduziert ist, und ob bestimmte Medikamente für die Nieren giftig sind.

Kreatinin-Clearance-Normalwerte

- Frauen 95–160 ml/min
- Männer 98–156 ml/min
- Kinder (3–13 Jahre) 120–145 ml/min

- Bei Diabetikern und in der Schwangerschaft können die Werte erhöht sein.
- Ein verminderter Clearance-Wert weist auf eine geringere Filtrationsleistung der Nieren hin.

Natrium

Der Mineralstoff Natrium (Na) ist überwiegend in Kochsalz (Natriumchlorid, NaCl) enthalten. Natrium kommt überall vor, hauptsächlich in Meerwasser, das 2 bis 3 Prozent Kochsalz enthält. Im Körper befindet sich Natrium zu 98 Prozent außerhalb der Zellen (als häufigstes extrazelluläres positives Ion). Natrium ist der Gegenspieler von Kalium, das bevorzugt im Zellinneren vorkommt (als häufigstes intrazelluläres positives Ion / siehe S. 83).

Gut zu wissen: Salzempfindlichkeit

Der Zusammenhang zwischen Bluthochdruck und erhöhtem Kochsalzkonsum ist wissenschaftlich gut erforscht. In einer Studie wurde nachgewiesen, dass schon bei einer täglichen Kochsalzaufnahme von 4 Gramm aufwärts Bluthochdruck ausgelöst werden kann. Vor allem ältere Menschen, Typ-2-Diabetiker, Übergewichtige, familiär Vorbelastete und Dunkelhäutige sind häufig salzempfindlich.

Der Natriumstoffwechsel ist vor allem für die Regulierung des Wasserhaushalts und des Säure-Basen-Gleichgewichts sowie für das Durstsystem, für verschiedene Hormone (insbesondere der Nieren), die Flüssigkeitsverteilung im Körper und für bioelektrische Funktionen der Nerven und Muskeln von Bedeutung.

Natrium wird über den Dünndarm aufgenommen und über die Nieren ausgeschieden. Zu viel Salz in der Nahrung kann bei salzempfindlichen Menschen zur Entwicklung von Bluthochdruck beitragen. Die Aufnahme von höchstens 5 bis 6 Gramm Kochsalz pro Tag mit der Nahrung gilt als ausreichend.

Natrium-Normalwerte

• Blut	135–145 mmol/l
• 24h-Urin	158 ± 64 mmol

- Erhöhte Werte im Blut (Hypernatriämie) entstehen meist dadurch, dass der Körper Flüssigkeit verliert und die Wasseraufnahme reduziert ist (z. B. bei chronischen Nierenerkrankungen). Zu den so verursachten Beschwerden gehören Nervosität, Ruhelosigkeit, Erregbarkeit und Muskelzittern.
- Verminderte Blutwerte (Hyponatriämie) können durch zahlreiche Störungen oder Erkrankungen verursacht werden. Hyponatriämie kann ohne Beschwerden auftreten. Bei schwerem Mangel kommen Erbrechen, Krämpfe, Apathie und Unterkühlung vor.

Praxistipp: Salzküche

- Salz würzt fast alle Speisen und Lebensmittel. Salz erhöht die Geschmackswahrnehmung.
- Eine Prise Salz in Mehlprodukten stabilisiert die Stärke.
- Garen Sie Ihr Gemüse in Salzwasser: Salz schließt osmotisch die Zellwände auf, die Kochzeit verkürzt sich, wichtige Inhaltsstoffe bleiben erhalten.
- Salz isoliert Fleisch und gart es im eigenen Saft, wenn es mit Salzkruste gebraten wird.
- Salz ist für Hefe- und Sauerteig unentbehrlich.
- Versuchen Sie, bei der Zubereitung von Speisen mit weniger Salz auszukommen: Fleisch braucht gar kein Salz und Gemüse kann man dünsten, dann ist nur sehr wenig Salz nötig.
- Bevorzugen Sie bei Brot, Wurst oder Käse salzärmere Produkte.
- Meiden Sie den exzessiven Konsum von Salzstangen und Chips, sie machen dick, sind nährstoffarm und sehr salzig.
- Bevorzugen Sie Meersalz, es hat einen Anteil von 80 Prozent Kochsalz und enthält wertvolle Mineralstoffe.

REZEPTE FÜR GESUNDE NIEREN

FELDSALAT MIT PUTENBRUST

Zutaten für 4 Personen:
300 g Feldsalat
100 g Champignons
250 g Putenbrust
1 EL Mehl
1 EL Olivenöl
1 EL Honig
unjodiertes Salz aus der Gewürzmühle
schwarzer Pfeffer
aus der Gewürzmühle
3 EL Sherryessig
4 EL Walnussöl
Zucker

Zubereitung:
Vom Feldsalat die Wurzeln abschneiden, dann waschen und gründlich trockenschleudern. Die Champignons putzen, in möglichst dünne Scheiben schneiden und über den Feldsalat schichten. Die Putenbrust waschen, trockentupfen, in Streifen schneiden und in etwas Mehl wenden. Im heißen Olivenöl kross anbraten.
Den Honig dazugeben, salzen und pfeffern. Währenddessen Essig und Walnussöl mit Salz, Pfeffer und etwas Zucker verrühren. Das Dressing über den Salat geben, die Putenbruststreifen auf dem Salat anrichten und sofort servieren.

Gesundheitsvorteil: Salate und Gemüse enthalten reichlich Kalium.

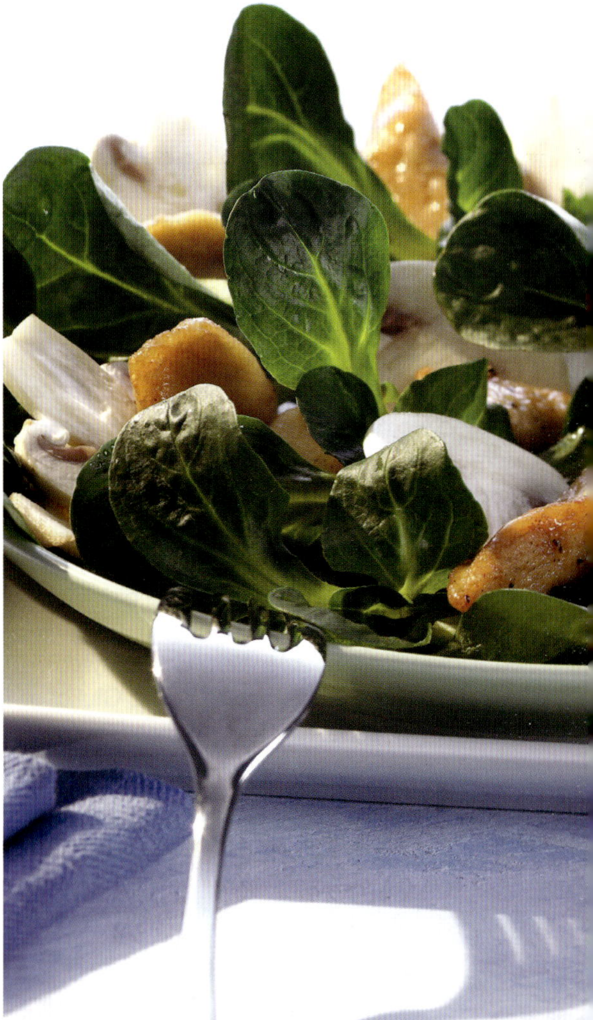

OBSTSALAT

Zutaten für 4 Personen:
500 g frisches gemischtes Obst der Saison, ½ Zitrone, 8 EL Ahornsirup oder 4 EL Zucker, 100 g Sahne, 4 EL gehackte Mandeln oder Krokant

Zubereitung:
Das Obst – je nach Art – waschen, ggf. schälen (Äpfeln, Birnen, Nektarinen u. Ä. besser nur waschen und gut abreiben, damit die Vitamine direkt unter der Schale erhalten bleiben), entkernen, in mundgerechte Stücke schneiden und (vor allem Äpfel und Birnen) mit Zitronensaft beträufeln. Wenn man statt des Ahornsirups Zucker verwendet, diesen mit dem Zitronensaft vermischen und das Obst darin wenden. Anschließend das Obst gut durchmischen und auf Dessertschälchen verteilen. Zum Schluss etwas Sahne und den Ahornsirup über die Obstsalatportionen gießen und alles mit gehackten Mandeln oder Krokant dekorieren.

Tipp: Eine besonders exotische Variante erhalten Sie, wenn Sie Früchte wie Honigmelone, Banane, Papaya, Ananas, Kiwi und Karambole verwenden. Außerdem können Sie Sahne und Ahornsirup durch eine Mischung aus 5 EL Kokoslikör, 150 ml Kokosmilch aus der Dose und etwas Zucker ersetzen und den Salat abschließend mit Kokosflocken bestreuen.

Gesundheitsvorteil: Obst enthält reichlich Kalium.

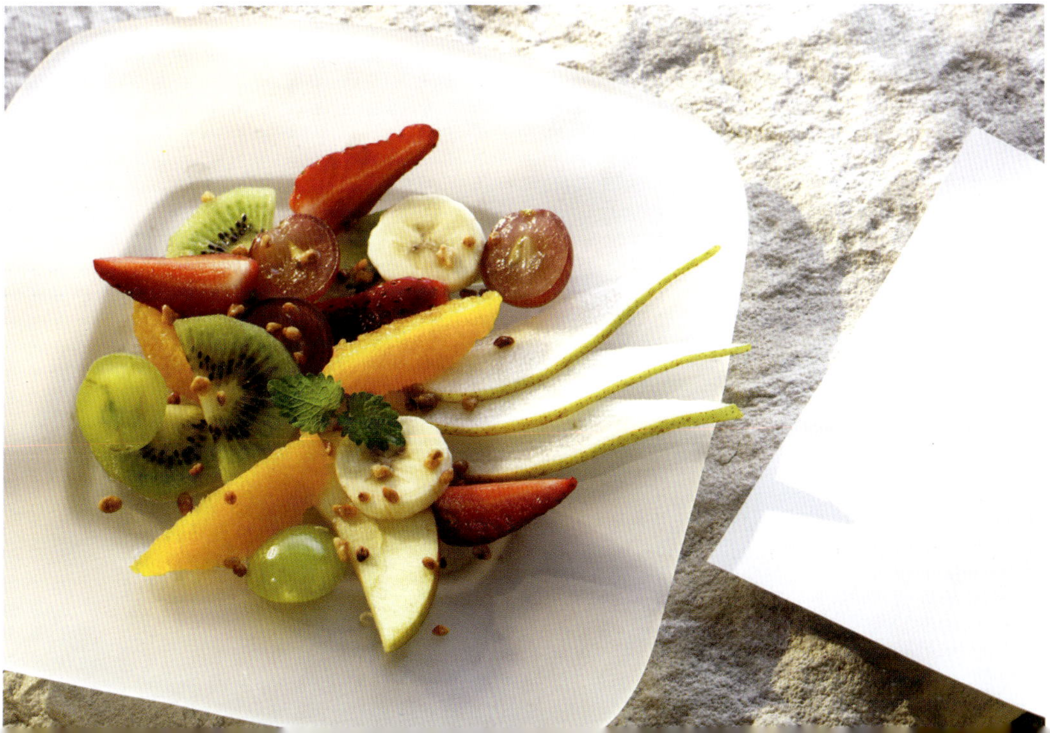

DIE GROSSEN BEWEGER: HORMONE

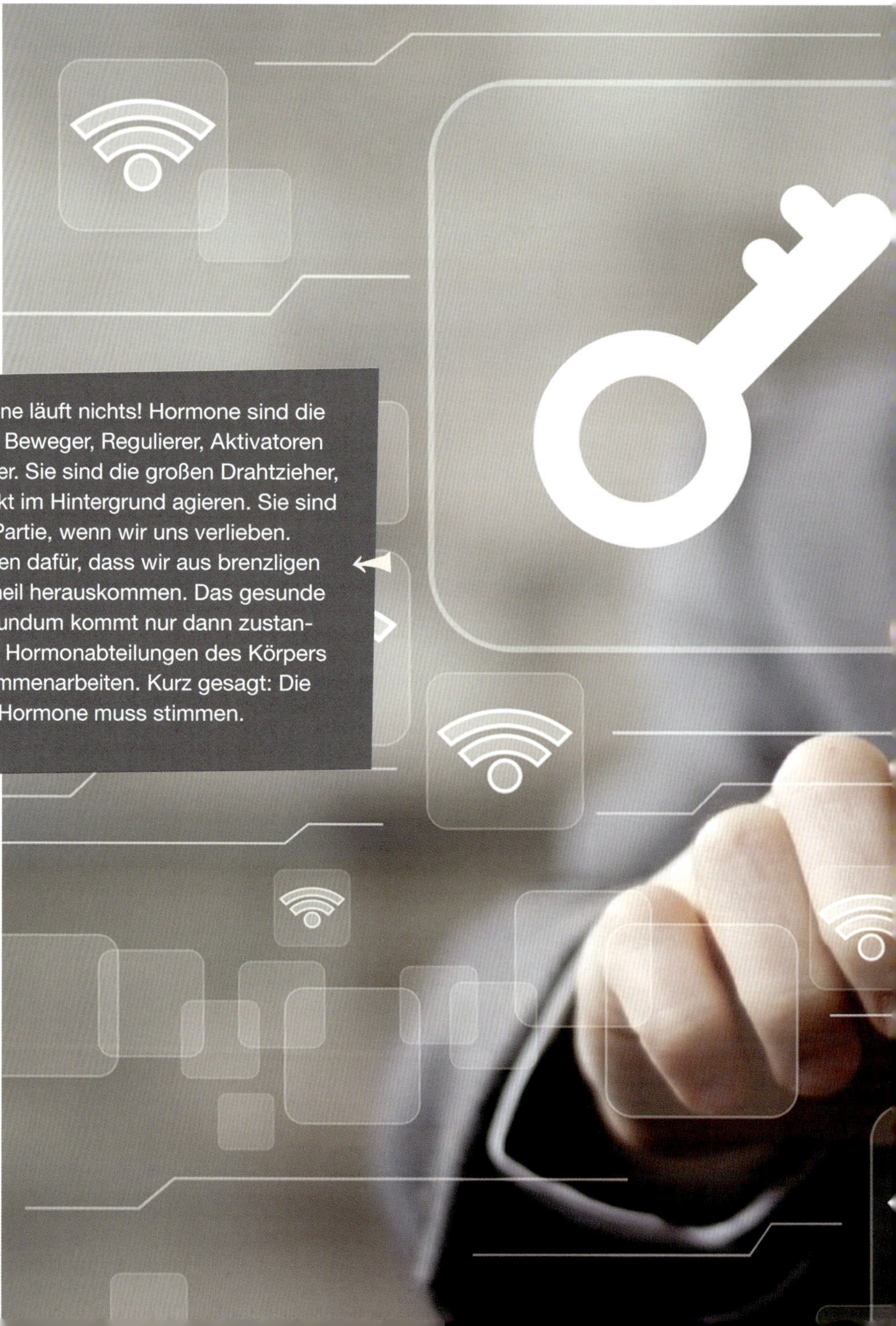

Ohne Hormone läuft nichts! Hormone sind die allmächtigen Beweger, Regulierer, Aktivatoren und Blockierer. Sie sind die großen Drahtzieher, die unbemerkt im Hintergrund agieren. Sie sind mit von der Partie, wenn wir uns verlieben. Und sie sorgen dafür, dass wir aus brenzligen Situationen heil herauskommen. Das gesunde Wohlgefühl rundum kommt nur dann zustande, wenn die Hormonabteilungen des Körpers perfekt zusammenarbeiten. Kurz gesagt: Die Balance der Hormone muss stimmen.

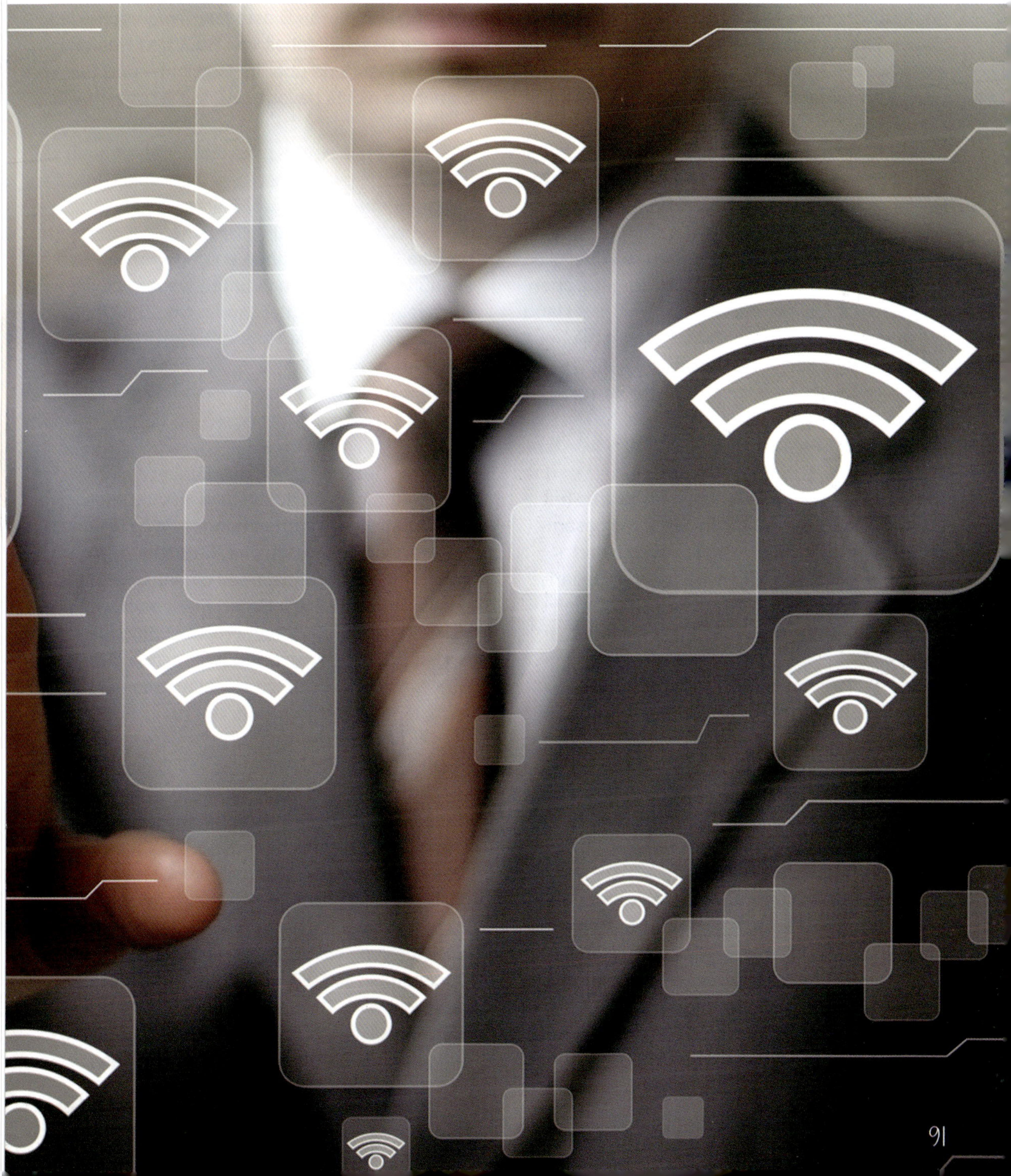

Gut zu wissen: Blutzuckergedächtnis

Bei einer Störung des Zuckerstoffwechsels mit zu viel Zucker im Blut (Hyperglykämie) werden auch Körpereiweißstoffe wie Hämoglobin „verzuckert“: Glykohämoglobine entstehen durch Bindung von Glukose an Aminogruppen der Globine (Glykierung). Ist dauerhaft zu viel Zucker im Blut, können diabetische Folgeerkrankungen der Augen (Retinopathie), Nieren (Nephropathie) oder Blutgefäße entstehen (diabetischer Fuß). Die Langzeitkontrolle von Glykohämoglobinen wie HbA1c wird zur Blutzuckereinstellung bei Diabetes genutzt. Der Normalwert von Hämoglobin A1c (HbA1c) im Blut beträgt 4–6 %. Mit der regelmäßigen Bestimmung des Werts der glykierten Hämoglobine kann man sich über die Stoffwechsellage der zurückliegenden sechs bis acht Wochen informieren („Blutzuckergedächtnis“). Feste anorganische und organische Stoffe sind Bestandteile des Harnsediments (zylinderförmige Teilchen, Kristalle, Epithelzellen).

STRESSHORMONE

Als Stresshormone bezeichnet man Botenstoffe, die bei besonderen Belastungen Anpassungsreaktionen des Körpers bewirken (etwa „Flucht“ oder „Kampf“). Zu dieser Gruppe gehören die Hormone Adrenalin/Noradrenalin und Cortisol, die beide in den Nebennieren gebildet werden.

Adrenalin

Adrenalin wird im Nebennierenmark sowie im sympathischen Nervensystem produziert und wirkt vor allem auf Betarezeptoren, was zur Gefäßerweiterung (Vasodilatation) in der Skelettmuskulatur führt. Darüber hinaus steigen die Häufigkeit des Herzschlags, die Leistung des Herzens sowie der obere (systolische) Blutdruckwert. Die Darmaktivität wird gehemmt, die Bronchialmuskulatur erschlafft, Bronchien und Pupillen erweitern sich, die Haare stellen sich auf, Sauerstoffverbrauch und Stoffwechselaktivität sowie der Blutzuckerspiegel steigen an. Die Ausschüttung von Adrenalin wird durch nervöse Impulse bei Einwirkung von starkem körperlichem und psychischem Stress ausgelöst.

Adrenalin-Normalwerte

Blutserumwerte

• Adrenalin	Erwachsene	4–20 µg/d

24-Stunden-Urin

• Adrenalin	Konzentration	22–105 nmol/l
	Ausscheidung	4–20 µg

- Störungen der Nebennierenmarkfunktion führen zu erhöhten Werten von Stresshormonen im Blut.

Cortisol

Cortisol (Hydrocortison) ist das wichtigste Hormon der in der Nebennierenrinde produzierten Glucocorticoide. Die Ausschüttung von Cortisol und anderer Stoffe dieser Hormongruppe wird über zwei übergeordnete Regelkreise veranlasst: durch Corticotropin-Releasing-Hormon (CRH) aus dem Zwischenhirn (Hypothalamus) und adrenocorticotropes Hormon (ACTH) aus dem Hinterlappen der Hypophyse. Cortisol ist nicht nur ein Stresshormon, sondern auch am Stoffwechsel der Kohlenhydrate beteiligt (durch Förderung der Glykogenproduktion in der Leber) und spielt eine Rolle beim Fettstoffwechsel und beim Eiweißumsatz. In höherer Dosierung wirkt es entzündungshemmend und immunsuppressiv.

Cortisol-Normalwerte

• Blutserum	8 Uhr	5–25 µg/dl (138–690 nmol/l)
	24 Uhr	≤ 5 µg/dl (≤ 138 nmol/l)
• Speichel	8 Uhr	0,20–1,7 µg/dl (5,4–45,7 nmol/l)
	24 Uhr	< 0,23 µg/dl (< 6,4 nmol/l)
• 24h-Urin	Erwachsene	17–68 µg/24h (47–188 nmol/24h)

- Bei einem Überangebot im Blut spricht man von Hypercortisolismus (Cushing-Syndrom). Typische Anzeichen sind ein „Vollmondgesicht“, Akne, Stammfettsucht, Flüssigkeitsüberfülle, Hautstreifen, Bluthochdruck, Leistungsschwäche, Stimmungsstörungen, Impotenz, Menstruationsstörungen, Vermännlichung bei Frauen (Hirsutismus) und Wachstumsstörungen bei Kindern. Dauerhaft zu hohe Cortisolwerte können zu Osteoporose und Diabetes führen.
- Bei einem verminderten Angebot im Blut spricht man von Hypocortisolismus (Morbus Addison). Typische Anzeichen sind Muskelschwäche und -schmerzen, Abmagerung, Angstneurosen, Verfärbung der Haut und Schleimhäute, Herzstolpern, niedriger Blutdruck und niedrige Körpertemperatur sowie Verdauungsstörungen.

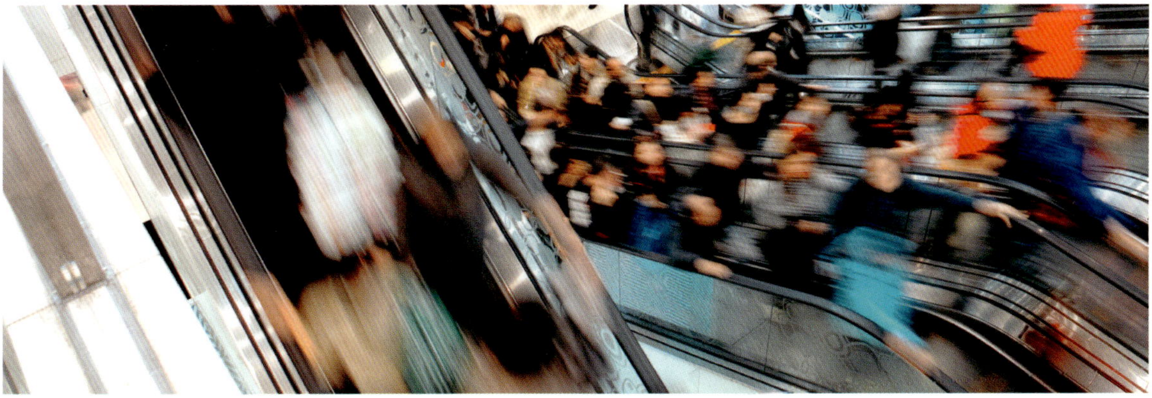

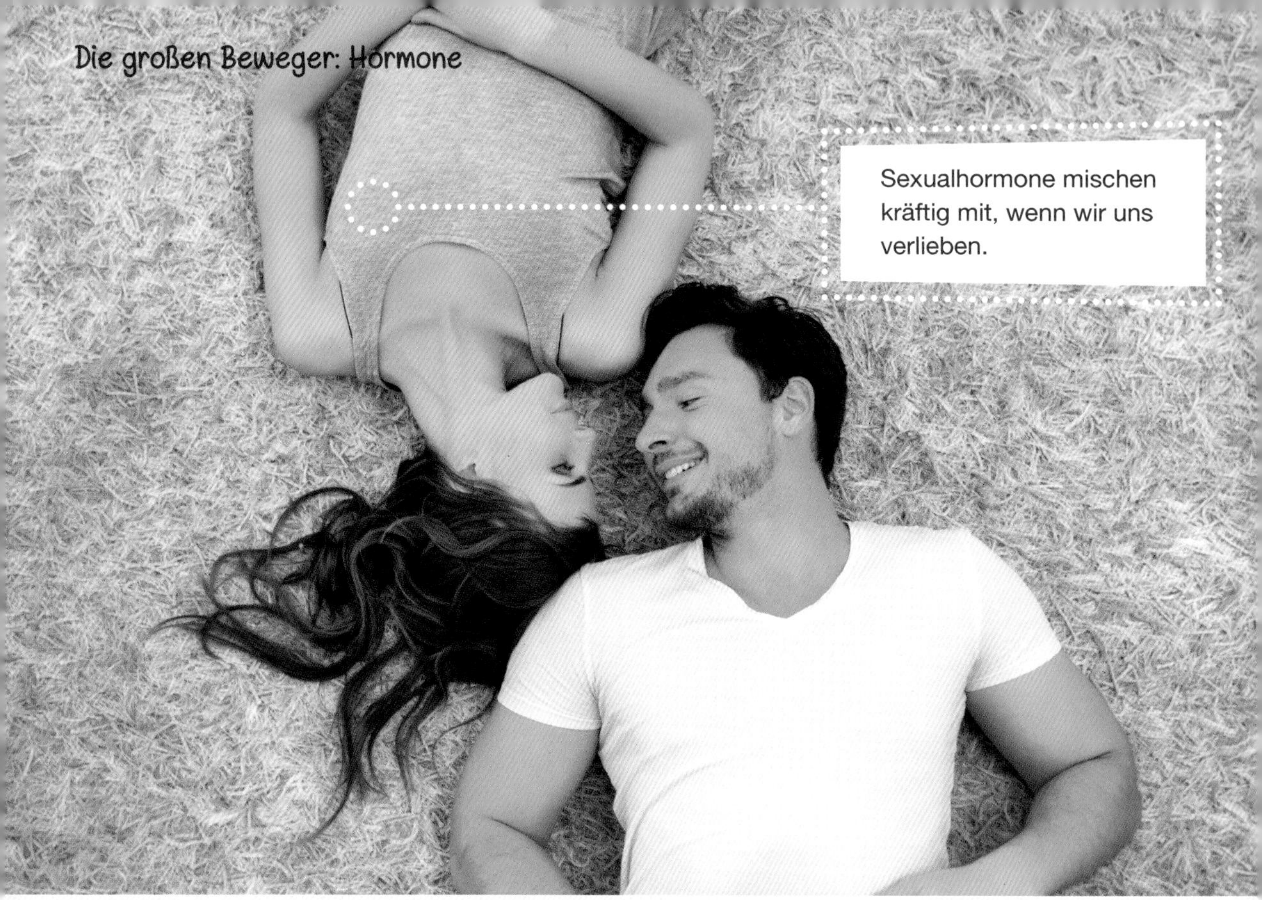

Sexualhormone mischen kräftig mit, wenn wir uns verlieben.

SEXUALHORMONE

Die Sexualhormone sind als Botenstoffe für die Entwicklung und Funktion der Geschlechtsorgane bei Mann und Frau, für Lust und Liebe, Schwangerschaft und Stillzeit sowie für eine starke Libido zuständig. Die wichtigsten weiblichen Geschlechtshormone sind FSH/LH, Östrogene und humanes Choriongonadotropin (hCG). Das wichtigste männliche Sexualhormon ist Testosteron.

FSH/LH

Follikel stimulierendes Hormon (FSH) beeinflusst bei der Frau die Entwicklung der Eierstöcke und beim Mann die Samenzellentwicklung. FSH wird im Vorderlappen der Hirnanhangdrüse produziert. Luteinisierendes Hormon (LH) wird zur Aktivierung des Eisprungs benötigt und stimuliert beim Mann die Testosteron-Produktion.

FSH tritt zu Beginn des Zyklus auf den Plan. Damit ein Eibläschen (Follikel) zum befruchtungsfähigen Ei heranreift, benötigt es das Hormon zur Stimulation: Von den Zellen des Follikels werden Östrogene produziert, deren Konzentration durch das Steuerhormon FSH erhöht wird. Im Laufe des Zyklus reift unter dem Einfluss von Östrogenen und FSH das Ei heran.

Veränderungen der FSH/LH-Konzentrationen im Blut verursachen bei Frauen Menstruationsstörungen und bei Männern sexuelle Unterentwicklung (Hypogonadismus). FSH/LH-Hormonuntersuchungen sind vor allem zur Klärung folgender Fragestellungen sinnvoll: Sterilität bei der Frau, Unfruchtbarkeit beim Mann sowie Beurteilung der Eierstock- oder Hodenfunktion.

FSH/LH-Normalwerte

	FSH	LH
Follikelphase	3–20 IU/l	2–15 IU/l
Eisprungphase	9–26 IU/l	22–105 IU/l
Gelbkörperphase	1–12 IU/l	0,6–19 IU/l
Wechseljahre	18–153 IU/l	16–64 IU/l
Männer	1–12 IU/l	2–12 IU/l

- Bei erhöhten FSH/LH-Werten liegen in der Regel direkte (primäre) Funktionsstörungen der Zielorgane (Eierstöcke, Hoden) vor.
- Bei verminderten FSH/LH-Werten liegen in der Regel indirekt verursachte (sekundäre) Funktionsstörungen der Zielorgane (Eierstöcke, Hoden) vor.

Praxistipp: Ovulationstest zu Hause

Ein LH-Test (Ovulationstest) ermöglicht die Bestimmung des Zeitpunkts des Eisprungs (Follikelsprung oder Ovulation) und damit der fruchtbaren Tage der Frau. So ist es möglich, den Zeitpunkt des Geschlechtsverkehrs zu planen und die Wahrscheinlichkeit für eine Schwangerschaft zu erhöhen. Das Teststäbchen wird genau 3 Sekunden lang in den Urinstrahl oder 15 Sekunden in eine Urinprobe gehalten. Das Ergebnis erscheint nach 5 Minuten auf der Anzeige des Geräts: Ein leerer Kreis steht für eine geringe Fruchtbarkeit; ein blinkendes Smiley zeigt eine hohe Fruchtbarkeit an. Ein durchgehend leuchtendes Smiley symbolisiert die zwei fruchtbarsten Tage. Ein Testsystem mit automatischer Anzeige kostet etwa 24 €. 20 Urinteststreifen gibt es ab 7 €.

Östrogen

Das wichtigste und wirksamste Eierstockhormon ist 17β-Östradiol (Estradiol, E2). Es wird im reifenden Ei-Follikel unter dem Einfluss von follikelstimulierendem Hormon (FSH) gebildet. Das Hormon beeinflusst den Aufbau der Gebärmutterschleimhaut, die Funktionen der Scheide und der Brüste sowie die Reaktionen auf Regulationsvorgänge des Zwischenhirns und der Hirnanhangdrüse. Östradiol und Progesteron sind die zentralen Steuerungshormone des weiblichen Menstruationszyklus. Die Bestimmung des Laborwerts ist bei geschlechtsreifen Frauen zur Beurteilung der Eierstockfunktion, bei ausbleibender Monatsblutung und zur Bestimmung der Ovulation (Zeitpunkt des Eisprungs) sinnvoll.

17β-Östradiol-Normalwerte

Frauen	
• Follikelphase	184–532 pmol/l
• Ovulationsphase	411–1626 pmol/l
• Gelbkörperphase	184–885 pmol/l
• Wechseljahre	< 217 pmol/l)
Männer	< 184 pmol/l

- Erhöhte Werte weisen bei gesunden Frauen auf einen baldigen Eisprung hin.
- Abnorm verminderte Werte können auf eine Eierstockschwäche (Ovarialinsuffizienz) hinweisen. Ausbleibende Regelblutungen, fehlender Eisprung oder Sterilität werden auch durch psychische oder vegetative Störungen sowie durch Eifollikelreifungs- und Gelbkörperstörungen ausgelöst.

hCG

Humanes Choriongonadotropin (hCG) ist ein Hormon, das die Produktion von Gelbkörperhormon in den Eierstöcken stimuliert. Es wird während der Schwangerschaft in der Plazenta gebildet und ist für die Erhaltung der Schwangerschaft nötig. In den ersten Wochen der Schwangerschaft steigt die hCG-Konzentration im Blut an. Alle zwei Tage verdoppeln sich die Blutwerte (Maximum: 8. bis 10. Schwangerschaftswoche). Anschließend fallen die Werte wieder auf basale Konzentrationen ab (20. Schwangerschaftswoche).

- Der Nachweis von humanem Choriongonadotropin im Blut oder Urin einer Frau ist ein sehr wichtiges Zeichen für eine Schwangerschaft. Bei fast allen Schwangerschaftstests wird letztlich der für das Hormon hCG besondere Bestandteil β-hCG im Urin nachgewiesen.

hCG-Normalwerte

• Männer (intaktes hCG) und Frauen (Gesamt-hCG) vor der Menopause	< 5 IU/l (15 pmol/l)
• Frauen nach der Menopause (Gesamt-hCG)	< 10 IU/l (30 pmol/l)
• Männer (hCG + β-hCG)	< 5,05 IU/l (17 pmol/l)

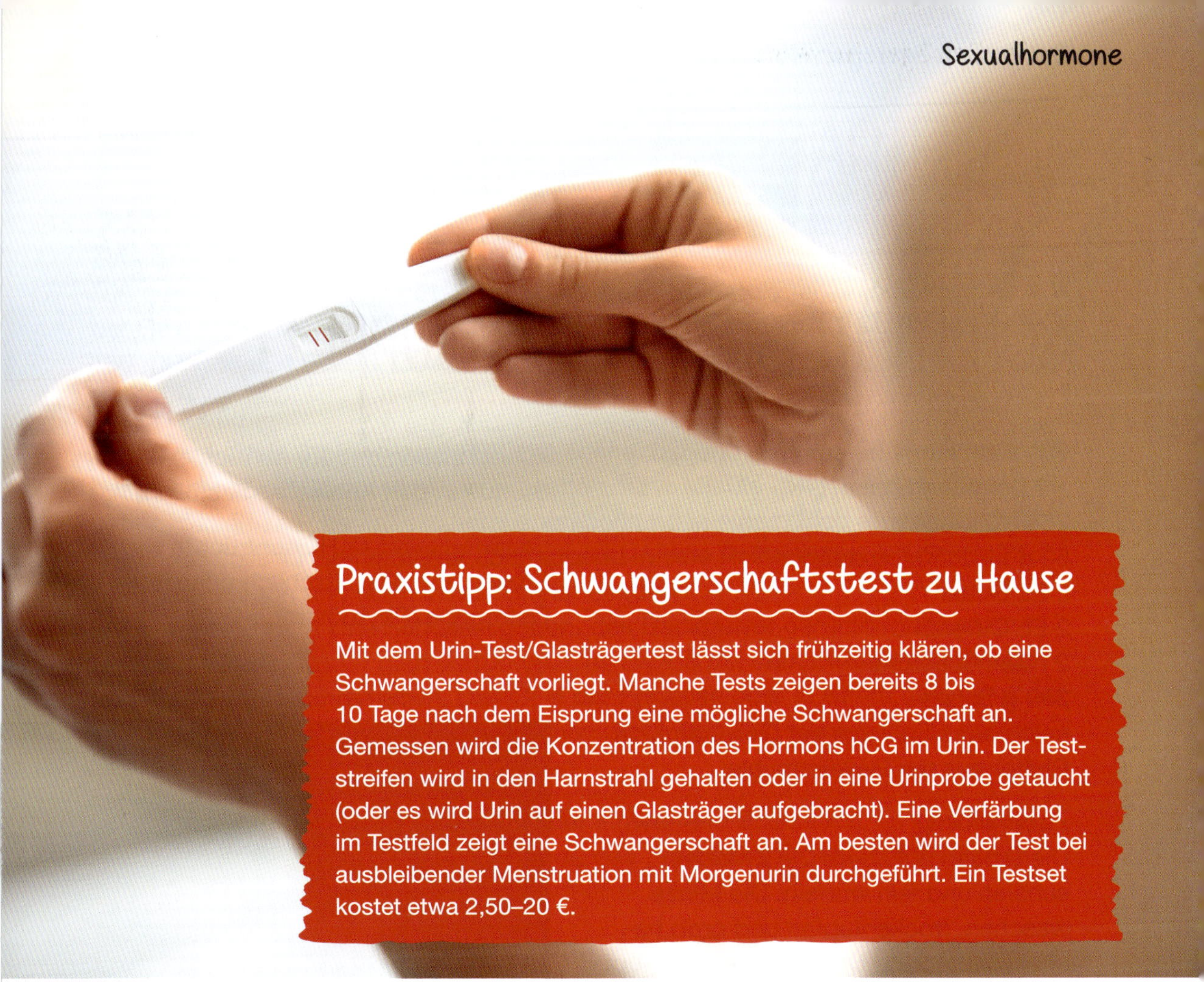

Praxistipp: Schwangerschaftstest zu Hause

Mit dem Urin-Test/Glasträgertest lässt sich frühzeitig klären, ob eine Schwangerschaft vorliegt. Manche Tests zeigen bereits 8 bis 10 Tage nach dem Eisprung eine mögliche Schwangerschaft an. Gemessen wird die Konzentration des Hormons hCG im Urin. Der Teststreifen wird in den Harnstrahl gehalten oder in eine Urinprobe getaucht (oder es wird Urin auf einen Glasträger aufgebracht). Eine Verfärbung im Testfeld zeigt eine Schwangerschaft an. Am besten wird der Test bei ausbleibender Menstruation mit Morgenurin durchgeführt. Ein Testset kostet etwa 2,50–20 €.

Testosteron

Das männliche Sexualhormon Testosteron wirkt bereits in der Gebärmutter auf die Entwicklung der primären und sekundären Geschlechtsmerkmale und der Körpergröße ein. Es aktiviert die Eiweißproduktion (anabole Wirkung) und stimuliert die Knochenbildung sowie die Zunahme der Muskelmasse. Testosteron sorgt auch für männliche Behaarung. Im Blut wird Testosteron an sexualhormonbindendes Globulin (SHBG) und an Albumin gebunden transportiert. Der Testosteronwert eignet sich zur Beurteilung von sexuellen Funktionsstörungen bei Männern und Frauen.

Testosteron-Normalwerte

Total-Testosteron

- Männer 9,4–37,1 nmol/l
- Frauen 0,54–2,72 nmol/l

- Erhöhte Werte bei Frauen führen zur Vermännlichung (Virilisierung).
- Wenn chronischer Testosteronmangel beim Mann vorliegt, kann es zur Zeugungsunfähigkeit kommen.

ENERGIEZENTRALE: SCHILDDRÜSE

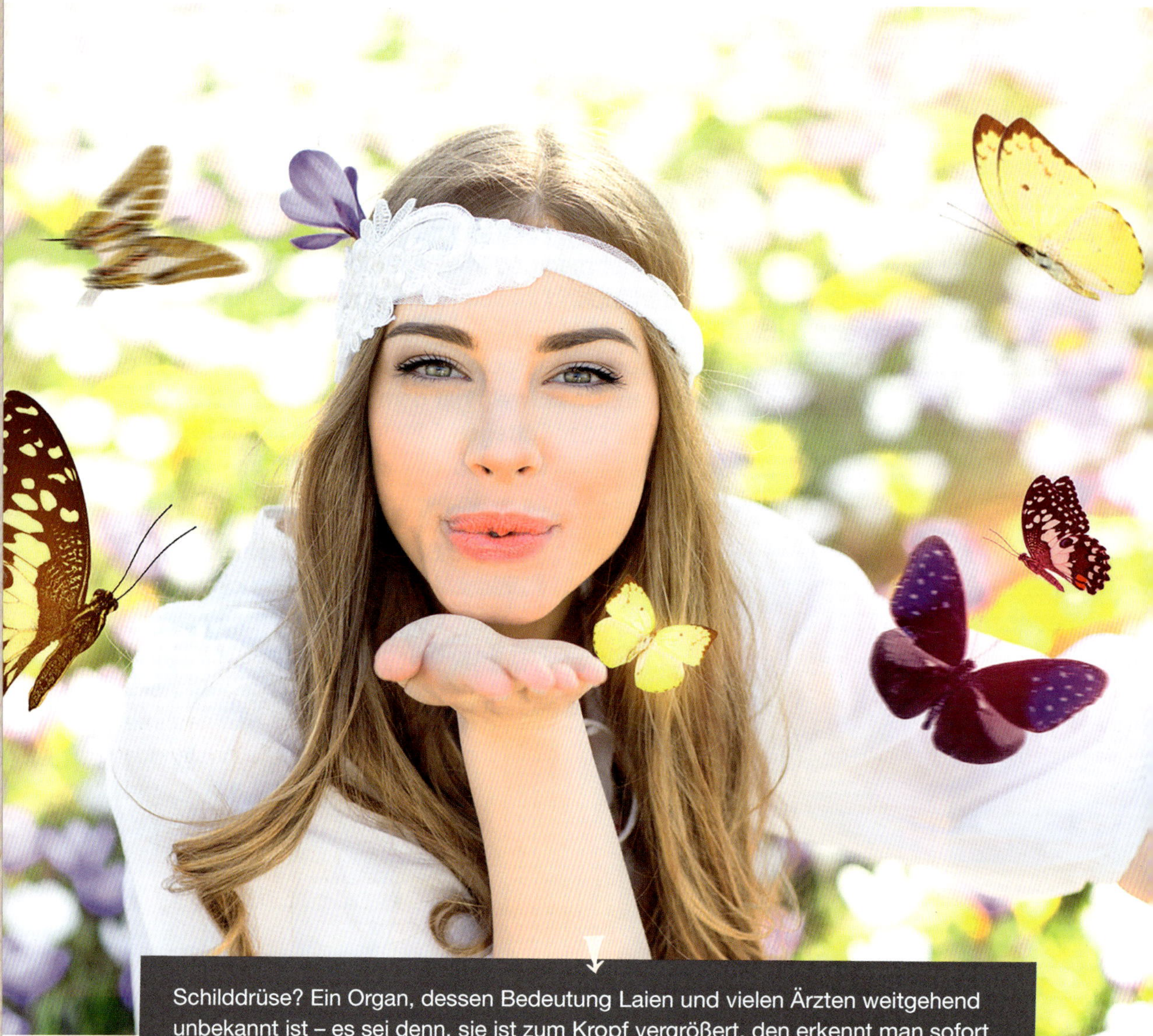

Schilddrüse? Ein Organ, dessen Bedeutung Laien und vielen Ärzten weitgehend unbekannt ist – es sei denn, sie ist zum Kropf vergrößert, den erkennt man sofort. Gesunde bemerken in der Regel nichts davon, dass die Schilddrüse die Aktivität fast aller Organe beeinflusst. Anders sieht die Sache aus, wenn Störungen auftreten. Dann gerät das komplizierte Regelwerk durcheinander und das Gleichgewicht der Hormone ist dahin. Eine Vielzahl ganz unterschiedlicher, mitunter hartnäckiger und rätselhafter Beschwerden können auftreten – und der ganze Mensch leidet.

Die Schilddrüse ist eine Art „Agentur“ zur Bereitstellung von Energie durch Stoffwechselaktivierung. Sie ist in ein Kontrollsystem mit ihr übergeordneten Abteilungen eingebunden. Dazu gehören eine Art „Topmanagement“ des Körpers (der Hypothalamus) und das „Obere Management“ (die Hypophyse; mehr dazu im Kapitel „Hormone“). Die Schilddrüse gehört zu den innersekretorischen (endokrinen) Drüsen.
Man muss die Schilddrüse als Teil des gesamten endokrinen Systems sehen: Alle hormonproduzierenden Organe bilden ein komplexes Netzwerk mit geschlossenen Funktionskreisen, das zudem vom vegetativen Nervensystem beeinflusst wird. Die Hormonspiegel im Blut werden von Messfühlern kontrolliert (Istwert), bewertet und dem tatsächlichen Bedarf (Sollwert) angepasst. Zudem gibt es eine positive und eine negative Rückkopplung, um den Erfolg dieser Anpassung zu messen. All diese Vorgänge dienen nur einem Zweck: Der Aufrechterhaltung des inneren Gleichgewichts der Organfunktionen (Homöostase), denn wenn sich die Hormone des Körpers in einem ausgewogenen Verhältnis befinden, sind auch die Organfunktionen in Balance.

SCHMETTERLINGSDRÜSE

Die Schilddrüse des Menschen besteht aus zwei Lappen, die durch einen schmalen Steg miteinander verbunden sind. In frontaler Aufsicht erscheint das Drüsenorgan schmetterlingsförmig. Es befindet sich vor der Luftröhre und grenzt oben an den Schildknorpel des Kehlkopfes („Adamsapfel“). Beidseits auf der Rückseite, außerhalb der bindegewebigen Organkapsel der Schilddrüse, befinden sich die reiskorngroßen Epithelkörperchen der Nebenschilddrüsen. Sie produzieren Parathormon (für den Calcium-/Knochenstoffwechsel). Sympathische und parasympathische Fasern des vegetativen Nervensystems versorgen die Schilddrüse.
Unter dem Mikroskop fallen kleine Bläschen (Schilddrüsenfollikel) als typisches Strukturmerkmal von Schilddrüsengewebe auf. Sie werden von den hormonproduzierenden Zellen (Thyreozyten) gebildet und umschließen Drüsenhohlraum. Dort befindet sich das Eiweiß Thyreoglobulin, eine Vorstufe der Schilddrüsenhormone. Es handelt sich um eine zähflüssige Masse (Kolloid); eine Art Speicher, der bei Gesunden einen Hormonvorrat für bis zu drei Monate vorhält.

Hauptaufgabe der Schilddrüse ist die Regulation von Grundfunktionen des Stoffwechsels. Schilddrüsenhormone im Blut sorgen dafür, dass die Stoffwechselaktivität der wechselnden Leistungsanforderung entspricht. Sie regen die Sauerstoffaufnahme in Körperzellen an, steuern den Fett- und Kohlenhydratstoffwechsel und beeinflussen somit den energetischen Grundumsatz. Nach der Geburt und in der Wachstumsphase wird dem Körper eine große Leistung abverlangt. Da bei allen Stoffwechselprozessen Wärme erzeugt wird, ist die Schilddrüse auch an der Wärmeregulation beteiligt. Bei Kälte werden vermehrt Hormone ausgeschüttet, um die innere Energieproduktion anzufachen und Wärme zu erzeugen.

Gut zu wissen: TSH und TRH

Zur Beurteilung der Schilddrüsenfunktion ist der TSH-Spiegel (Thyreotropin, Thyreoidea-stimulierendes Hormon) der wichtigste Laborwert. TSH wird unter dem Einfluss von TRH freigesetzt.

- TRH (Thyreoliberin) ist ein Eiweißhormon, das im Hypothalamus gebildet wird und die Freisetzung von TSH und Prolaktin im Vorderlappen der Hirnanhangdrüse stimuliert. TRH wirkt auch als Nervenbotenstoff (für die Wärmeregulation, die Schmerzdämpfung, den Schlaf-Wach-Rhythmus und die Hemmung von Nahrungs- und Flüssigkeitsaufnahme). Indirekte vegetative TRH-Wirkungen beziehen sich auf die Magensäureproduktion, die Darmbewegung, die Insulinsekretion, die Herztätigkeit und den Blutdruck.
- TRH gelangt in hoher Konzentration in den Vorderlappen der Hirnanhangdrüse und stimuliert dort die Produktion und Ausschüttung von TSH, das auf dem Blutweg zur Schilddrüse gelangt. Dort wird dann mehr Schilddrüsenhormon produziert und ausgeschüttet. Umgekehrt hemmt Schilddrüsenhormon im Blut den TRH-TSH-Regelkreis und drosselt so die Hormonproduktion der Schilddrüse.

HORMONMANAGEMENT

Schilddrüsenhormone sind essenziell für den Energiestoffwechsel und interagieren mit zahlreichen anderen Hormonen (Insulin, Glukagon, dem Somatotropen Hormon, Adrenalin u. a.). Das übergeordnete Kontrollhormon ist TSH (Thyreoidea-stimulierendes Hormon).
In der Schilddrüse werden zwei Hormone produziert: T3 (Trijodthyronin) und T4 (Thyroxin/Tetrajodthyronin). T4 und T3 steigern die Verbrennung von Nährstoffen (Eiweiß, Glukose, Fett) und erhöhen den Grundumsatz sowie die Körperkerntemperatur. Thyroxin begünstigt zusätzlich die Ausscheidung von Wasser aus dem Gewebe und steuert das Größenwachstum von Kindern.
Zur Produktion beider Stoffe wird Jod benötigt. Ihr Unterscheidungsmerkmal ist die Anzahl gebundener Jodatome: bei T3 sind es drei und bei T4 vier Jodteilchen. Im Blut sind die Hormone im Verhältnis 1:10 (T3:T4) vorhanden. T3 ist das an Zellrezeptoren wirksame Hormon. T4 hingegen ist die Speicher- und Reservevariante des gleichen Hormons. Beide Hormone liegen sowohl in freier aktiver, als auch in inaktiver Form vor. Im inaktiven Fall sind sie an Transporthormone gebunden.
Bei Bedarf wird T3 aus T4 gebildet.
Thyreoglobulin (TG) ist ein Schilddrüseneiweiß, das an der Produktion von T3 und T4 beteiligt ist. Es wird von Thyreozyten produziert und als zähflüssiges Kolloid in den Schilddrüsenfollikeln gespeichert. Thyroxin-bindendes Globulin (TBG) ist ein spezifisches Transporteiweiß für die Schilddrüsenhormone T3 und T4. TBG wird in der Leber produziert und ins Blut abgegeben. Wenn die Laborwerte für T3, T4 und TSH keine klare Diagnose zulassen, kann die Bestimmung des TBG-Spiegels weiterhelfen.
Die Schilddrüsenfunktion ist in einen Regelkreis mit folgenden Komponenten integriert: Zwischenhirn (Hypothalamus), Hirnanhangdrüse (Adenohypophyse), Schilddrüse, Peripherie. Wie viel Schilddrüsenhormon produziert und ausgeschüttet wird, hängt vom komplexen Zusammenspiel der Rückmeldungen aller Komponenten dieses Regelkreises ab. Mit diesem Regelsystem kann der Hormonbedarf sehr präzise auf aktuelle Anforderungen eingestellt werden. Im besten Fall arbeiten alle Komponenten einwandfrei zusammen und der Stoffwechsel befindet sich im Gleichgewicht. Der gesunde Mensch bemerkt die permanenten Anpassungsprozesse aller endokrinen Komponenten gar nicht. Das ändert sich, wenn eine Störung vorliegt. Dann bekommt man die Folgen des Hormonungleichgewichts regelrecht zu spüren.

SCHILDDRÜSENFUNKTIONEN

Man unterscheidet die normale Funktion sowie die Schilddrüsenunterfunktion und die Schilddrüsenüberfunktion.

Normale Schilddrüsenfunktion

Die normale Schilddrüsenfunktion wird als „Euthyreose“ bezeichnet. Dieser Funktionszustand liegt dann vor, wenn die Blutwerte von T3, T4 und TSH im Normalbereich liegen.
Beim TSH-Normalwert sollte man sich am derzeit empfohlenen oberen Grenzwert von 2,5 mU/l orientieren.

Schilddrüsenunterfunktion

Wird der Körper nicht ausreichend mit den Schilddrüsenhormonen T3 und T4 versorgt, verringert sich die Leistung des Energiestoffwechsels. Die Versorgung ist dann nicht mehr bedarfsgerecht. Dies verursacht Leistungseinbußen. Hauptgrund ist die Unterfunktion der Schilddrüse; man spricht von „Hypothyreose“. Die Beschwerden der Hypothyreose entwickeln sich langsam, können aber hartnäckig anhalten: Leistungsminderung, Schwächegefühl, Müdigkeit, Erschöpfung, Schlafstörungen, Antriebslosigkeit, Konzentrations- und Gedächtnisschwäche, Depression, Gewichtszunahme, Appetitlosigkeit, Verstopfung, verlangsamter Puls, niedriger Blutdruck, Kälteempfindlichkeit, trockene, raue Haut, raue Stimme, Schwellungen (Lider, Gesicht, Unterhautgewebe), Zyklusstörungen, Erektionsschwäche, Libidoverlust.

Schilddrüsenüberfunktion

Befindet sich übermäßig viel Schilddrüsenhormon im Blut, erhöht sich der Energiestoffwechsel unangemessen. Die Energieproduktion ist exzessiv hoch: Der Körper gibt Vollgas! Hauptgrund ist die Überfunktion der Schilddrüse, fachsprachlich „Hyperthyreose“. Die Beschwerden sind vielfältig und können unterschiedlich ausgeprägt sein: Nervosität, Unruhe, Gereiztheit, Zittern, Schlafstörungen, Muskelschwäche, Gewichtsabnahme, Heißhunger, häufiger Stuhldrang, Durchfall, schneller Puls, hohe Blutdruckamplitude, Herzjagen, Herzstolpern, Hitzeempfindlichkeit, warme, feuchte Haut, Schweißausbrüche, Fiebrigkeit, Haarausfall, aus den Höhlen hervortretende Augäpfel, Zyklusstörungen, Unfruchtbarkeit.

Gut zu wissen: Kropf

Als Kropf wird jede über das Normalvolumen (Frauen: 13 bis 18 Milliliter; Männer 15 bis 25 Milliliter) hinausgehende Vergrößerung der Schilddrüse bezeichnet, unabhängig von der Ursache. Die Vergrößerung lässt sich mit einer Ultraschalluntersuchung objektiv erfassen. Ein Kropf kann durch Jodmangel, Hashimoto-Thyreoiditis (siehe S. 108) und andere Ursachen entstehen.

EXKURS: HASHIMOTO

Bei der Hashimoto-Thyreoiditis handelt es sich um eine Schilddrüsenentzündung (Thyreoiditis), die nach dem japanischen Arzt Hakaru Hashimoto benannt ist. Die Hashimoto-Thyreoiditis gehört zu den Autoimmunerkrankungen. Fehlfunktionen des Immunsystems führen dazu, dass körpereigenes Gewebe von Immunzellen attackiert und geschädigt wird. Bei Hashimoto-Thyreoiditis kommt es (meist schubweise) zu Entzündungen und bindegewebigen Veränderungen mit allmählichem Funktionsverlust der Schilddrüse. Das heißt: Die Schilddrüse geht langsam aber sicher zugrunde.

Normale Funktion, Über- und Unterfunktion der Schilddrüse können abwechselnd und unvorhersehbar auftreten, während der zerstörerische Autoimmunprozess weitergeht. Glücklicherweise haben viele Hashimoto-Patienten wenige oder keine Beschwerden. Andere leiden an ungewöhnlichen Symptomkombinationen. Die optimale Einstellung durch Hormonersatz und die Erhaltung des Gleichgewichts der Stoffwechsellage unter Hashimoto-Bedingungen ist schwierig.

Praxistipp: Selen

Rheumatische, entzündliche und infektiöse Krankheiten sowie manche Formen von Krebs können durch eine ausreichend hohe Zufuhr von Selen positiv beeinflusst werden. Auch Hashimoto-Patienten haben auffallend niedrige Selen-Blutspiegel. Der Selenbedarf ist erhöht. Derzeit wird bei Hashimoto-Thyreoiditis eine Nahrungsergänzung von 200 Mikrogramm Selen täglich empfohlen.

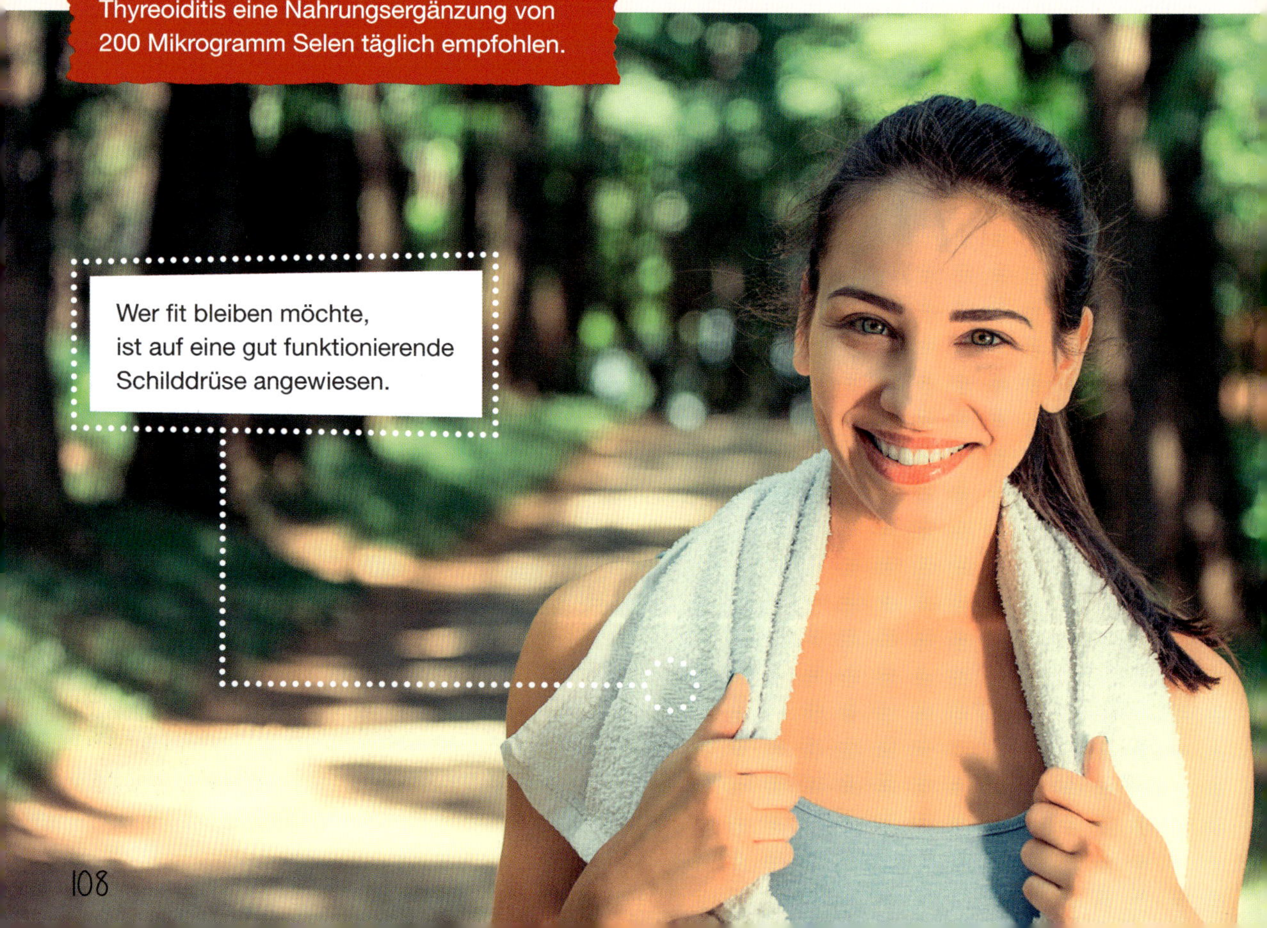

Wer fit bleiben möchte, ist auf eine gut funktionierende Schilddrüse angewiesen.

SCHILDDRÜSEN-LABOR

Die wichtigsten Laborwerte der Schilddrüsenfunktion sind die Blutspiegel von Thyreotropin (TSH), Thyroxin (T4), das Thyroxinbindende Globulin (TBG) und Trijodthyronin (T3). Auch der Calciumwert (siehe S. 50) ist von Bedeutung.

Thyreotropin (TSH)

Thyreotropin oder thyreoideastimulierendes Hormon (TSH) wird durch die Freisetzung des Zwischenhirn-Thyreotropin-Releasing-Hormons (TRH) im Vorderlappen der Hirnanhangdrüse (Hypophyse) gebildet. Das auf diese Weise ausgeschüttete TSH gelangt durch das Blut zur Schilddrüse. Dort wird die Produktion und Ausschüttung des Schilddrüsenhormons erhöht. Das Hormon fördert die Aufnahme von Jod in Schilddrüsenzellen und ist am Stoffwechsel der Schilddrüsenhormone (T3 und T4) beteiligt. Die TSH-Werte sind nur in Verbindung mit den T3/T4-Schilddrüsenhormonwerten interpretierbar. Der TSH-Wert ist am besten dazu geeignet, Über- und Unterfunktionen der Schilddrüse zu erkennen oder auszuschließen. Bei Schilddrüsenunterfunktion ist er erhöht, bei Schilddrüsenüberfunktion erniedrigt.

TSH-Normalwerte

- Neugeborene < 20 mU/l
- Kinder und Erwachsene 0,3–2,5 mU/l

- Erhöhte Werte kommen bei Hashimoto-Thyreoiditis, Kropf durch Jodmangel und TSH-produzierenden Tumoren vor.
- Verminderte Werte kommen bei Hashimoto-Thyreoiditis, Basedow-Krankheit, Schilddrüsenautonomie und Schilddrüsenüberfunktion vor.

Thyroxin (T4)

Thyroxin (T4) und Trijodthyronin (T3) sind jodhaltige Hormone, die in der Schilddrüse gebildet, dort in thyroxinbindendem Globulin (TBG) gespeichert und nach TSH-Stimulation in die Blutbahn abgegeben werden. T4 ist die Speicher- und Reservevariante des Hormons. Zum Großteil liegt T4 im Blut an bestimmte Eiweiße gebunden vor, nur der geringe Anteil an freiem T4 (fT4) ist biologisch aktiv. Aus Thyroxin kann bedarfsorientiert das stärker wirksame T3 hergestellt werden. Die T4-Werte dienen der Beurteilung der Funktion der Schilddrüse und zur Kontrolle einer Therapie mit Schilddrüsenhormonen.

- Erhöhte Werte kommen bei Schilddrüsenüberfunktion (Hyperthyreose), Schilddrüsenautonomie, Basedow-Krankheit, Schilddrüsenentzündung und Schilddrüsenhormon-Überdosierung vor.
- Verminderte Werte kommen bei Schilddrüsenunterfunktion und Hashimoto-Thyreoiditis, nach Schilddrüsenoperationen, unter Radiojodtherapie und bei Überdosierung von Medikamenten gegen Schilddrüsen-Überfunktion vor.

T4-Normalwerte

- Erwachsene, Gesamt-T4 (T4) 56–123 µg/l (72–158 nmol/l)
- Erwachsene, freies T4 (fT4) 9,9–16,2 ng/l (12,7–20,8 pmol/l)

SEETEUFEL AUF SAFRANSAUCE

Zutaten für 4 Personen:

1 küchenfertiger Seeteufel, unjodiertes Salz aus der Gewürzmühle, Pfeffer aus der Gewürzmühle, 2 Schalotten, 4 EL Olivenöl, 1/8 l Weißwein, 12 Safranfäden, 100 ml warmes Wasser, etwas Zitronensaft, 2 EL geriebener Parmesan

Zubereitung:

Den Seeteufel unter fließendem Wasser innen und außen waschen und trockentupfen. Mit Salz und Pfeffer innen und außen einreiben. Die Schalotten in feine Würfel schneiden und in einem Bräter in dem erhitzten Olivenöl glasig schwitzen. Mit Weißwein ablöschen und den Seeteufel in die Sauce legen. Den Bräter mit einem Deckel verschließen und den Fisch darin ca. 20 Minuten gar dünsten.
Die Safranfäden in dem warmen Wasser auflösen und anschließend zusammen mit einem Spritzer Zitronensaft zu dem Seeteufel in die Sauce geben, aufkochen lassen und bei starker Hitze ca. 5 Minuten mitkochen. Die Sauce nochmals mit Salz, Pfeffer und Zitronensaft abschmecken. Den Seeteufel in der Sauce auf einer Platte anrichten und mit frisch geriebenem Parmesan bestreuen.

Gesundheitsvorteil: Seefisch versorgt Sie mit natürlichem Jod. Benutzen Sie Salz ohne Jodzusatz.

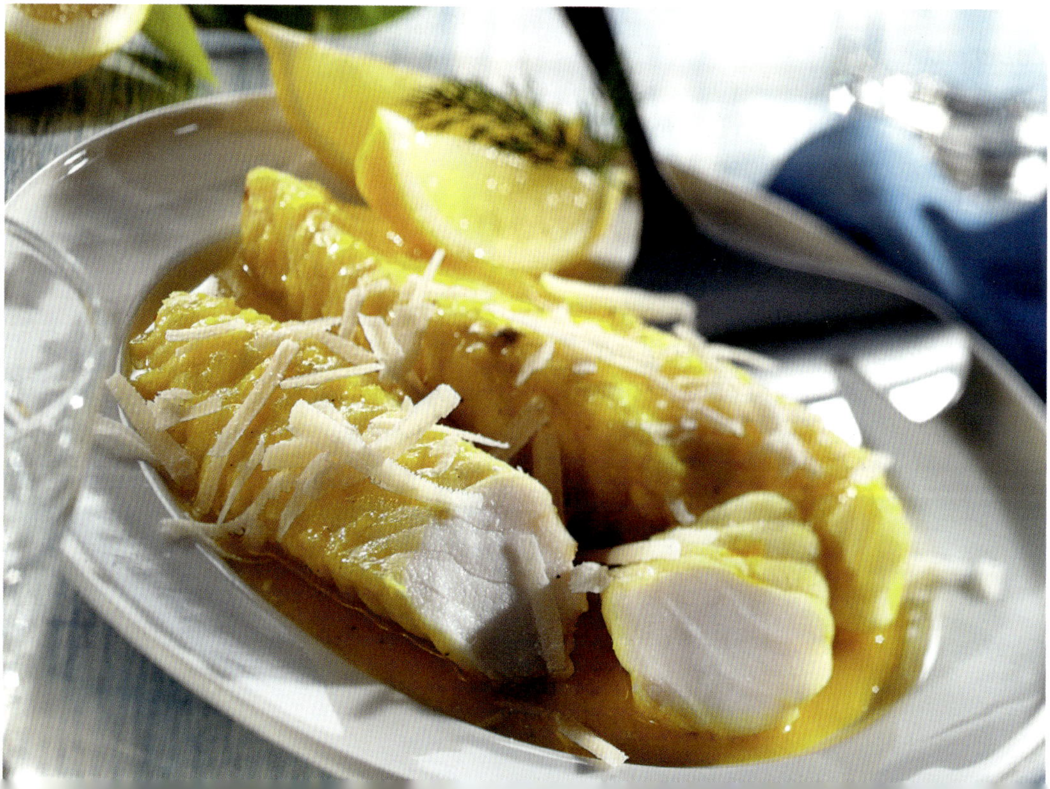

DIE KLEINEN WUNDERSTOFFE: VITAMINE & CO.

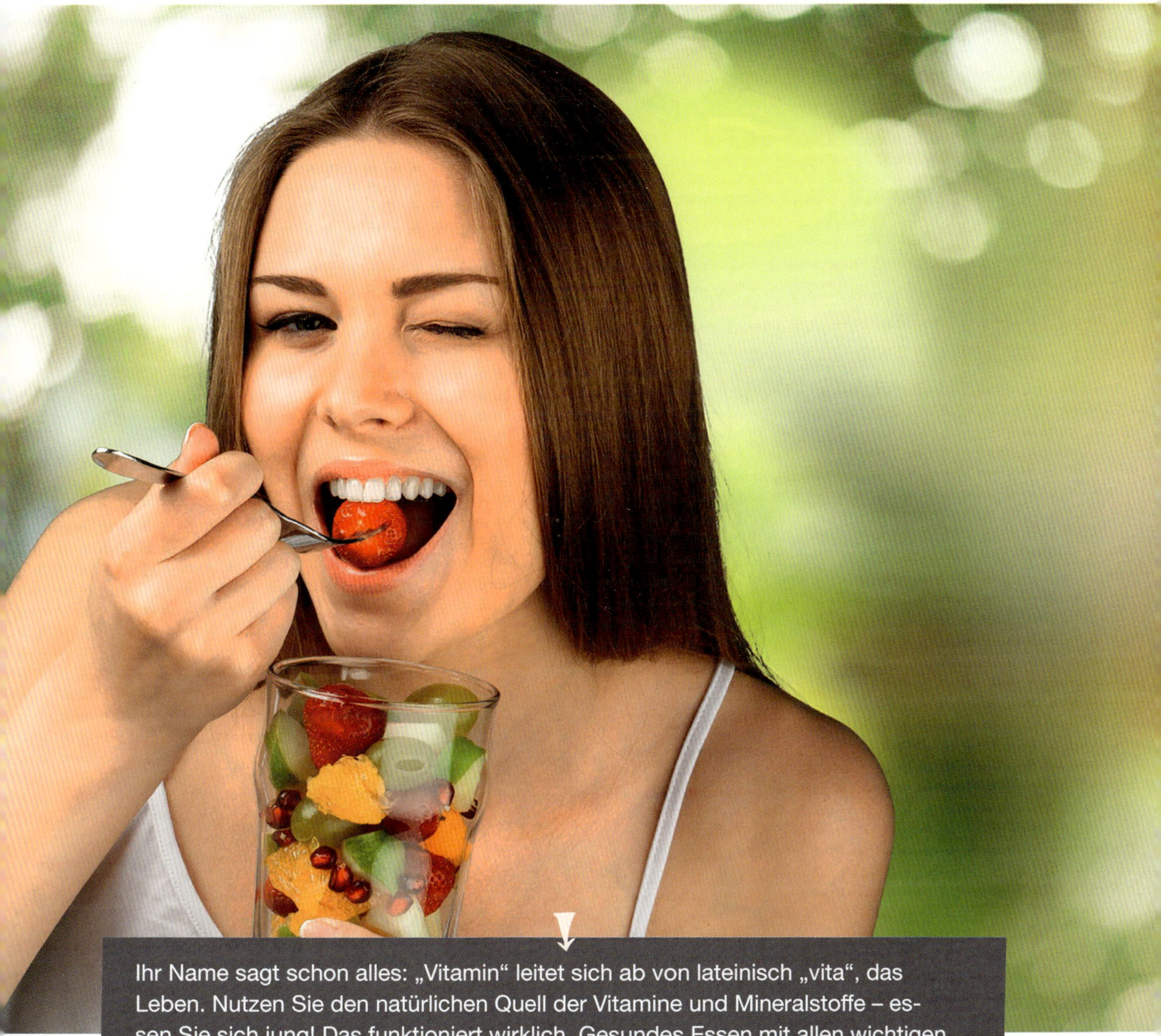

Ihr Name sagt schon alles: „Vitamin" leitet sich ab von lateinisch „vita", das Leben. Nutzen Sie den natürlichen Quell der Vitamine und Mineralstoffe – essen Sie sich jung! Das funktioniert wirklich. Gesundes Essen mit allen wichtigen Vitalstoffen wirkt wie ein Turbolader für Körper und Psyche. Wie ist das möglich? Ganz einfach: Mit den richtigen Nährstoffen können Sie Glückshormone selbst herstellen, Ihre Leistungsfähigkeit und Vitalität deutlich verbessern, fit und kraftvoller im Lebensalltag bestehen, Ihre Attraktivität und Ausstrahlung steigern und zum Siegertyp werden – optimistisch, aktiv und gesund.

BIOPOWER-VITAMINE

Vitamine sind lebenswichtige Substanzen, die der menschliche Körper nicht selbst herstellen kann. Sie müssen deshalb aus der Nahrung kommen. In der Regel sind wir bei einer Ernährung mit ausgewogener gemischter Kost ausreichend mit Vitaminen versorgt. Risikofaktoren wie Rauchen oder übermäßiger Alkoholkonsum sowie akute und chronische Krankheiten können hingegen Vitaminmangel verursachen. Das schwächt die körpereigene Abwehr und leistet krebsfördernden Tendenzen Vorschub. Manche Vitamine sind als „Radikalenfänger" (Antioxidantien) für die Krebsvorbeugung von besonderer Bedeutung, etwa Vitamin C, Vitamin D und Vitamin E.

Man unterscheidet fettlösliche Vitamine, die gespeichert werden können, und wasserlösliche Vitamine, die über die Nieren mit dem Urin ausgeschieden werden:

- Fettlösliche Vitamine sind Vitamin A, Vitamin D, Vitamin E und Vitamin K.
- Wasserlösliche Vitamine sind Vitamin B1, Vitamin B2, Vitamin B6, Vitamin B12, Vitamin C, Folsäure, Biotin, Niacin, Pantothensäure und Betacarotin.

Eine gute Versorgung mit allen wichtigen Vitaminen trägt dazu bei, dass Sie vital und abwehrstark bleiben und von einer robusten Gesundheit profitieren.

Gut zu wissen: Vitamin-A-Anwendung

- Vor allem bei Kindern sollte eine Überdosierung vermieden werden, da Schälreaktionen der Haut, Appetitlosigkeit, Gewichtsverlust, Blutungsneigung und Leberfunktionsstörungen auftreten können!
- Schwangere Frauen sollten auf eine zusätzliche Zufuhr und übermäßigen Genuss von Vitamin-A-reichen Nahrungsmitteln verzichten, um Risiken für das ungeborene Kind (Fehlgeburt, Missbildungen) zu vermeiden.

LEBENSELIXIER MINERALSTOFFE

Was das Salz für die Suppe ist, das sind Mineralstoffe für die Lebensenergie. Mineralstoffe sind nicht nur im Mineralwasser enthalten, sondern auch in vielen Nahrungsmitteln. Und sie sind lebenswichtig, weil sie unseren Stoffwechsel auf Trab halten, weil auch die Botenstoffe des Körpers auf Mineralstoffe angewiesen sind – und weil sie für Fitness, Vitalität und Schönheit unentbehrlich sind.

- Calcium ist für Knochen, Nerven und Muskeln wichtig, beeinflusst den Aufbau von Kohlenhydratspeichern und den Wasserhaushalt, stärkt Herz und Kreislauf. Es ist in Milch, Käse, Quark und Joghurt enthalten.
- Eisen ist für den Sauerstofftransport zur Muskulatur und für die Energiegewinnung bei Ausdauerleistungen erforderlich. Eisen steckt in rotem Fleisch, in Geflügel, Linsen und Brokkoli.

- Kalium verbessert den Kohlenhydratstoffwechsel, unterstützt den Wasserhaushalt und die Muskelfunktion. Bananen, Hülsenfrüchte und Spinat versorgen uns mit diesem Mineralstoff.
- Magnesium unterstützt den Knochenstoffwechsel und stärkt das Nervensystem. Es wirkt entkrampfend auf die Muskulatur und ist in Hülsenfrüchten enthalten.
- Phosphor ist für Stoffwechselprozesse und schnelle Energiebereitstellung von Bedeutung. Wichtige Phosphat-Lieferanten sind Fleisch und Fisch.
- Zink fördert den Muskelaufbau und stärkt das Immunsystem. Außerdem wirkt es antioxidativ. Es ist in rotem Fleisch, Thunfisch, Pute, Spinat, Bohnen und Vollkornbrot enthalten.

Praxistipp: Vitamin-A-Küche

Vitamin A kommt nur in tierischen Nahrungsmitteln vor (Leber, Lachs, Eier, Milch), seinen Vorläufer Provitamin A findet man in gelb- und orangefarbenem Gemüse und Obst. Kochen, Sauerstoffkontakt und Licht vermindern den Vitamin-A-Gehalt. Deshalb sollten Lebensmittel, die Vitamin A enthalten, immer ungeschält, verpackt, kühl und dunkel aufbewahrt werden. Beim Kochen gehen 10 bis 30 Prozent Vitamin A verloren.

VITAMIN A

Das fettlösliche Vitamin A kommt in natürlicher Form als Retinol (Retinylester) in tierischen Nahrungsmitteln und als Provitamin A in pflanzlichen Nahrungsmitteln vor. Im Körper wird Provitamin A in verwertbares Vitamin A umgewandelt. Vitamin A ist für die Augen (Lichtwahrnehmung), für die Bildung neuer Erythrozyten, für den Eiweiß- und Knochenstoffwechsel, für das Wachstum und den Aufbau der Haut und der Schleimhäute sowie für Teilbereiche der Sexual- und Immunfunktionen von Bedeutung.

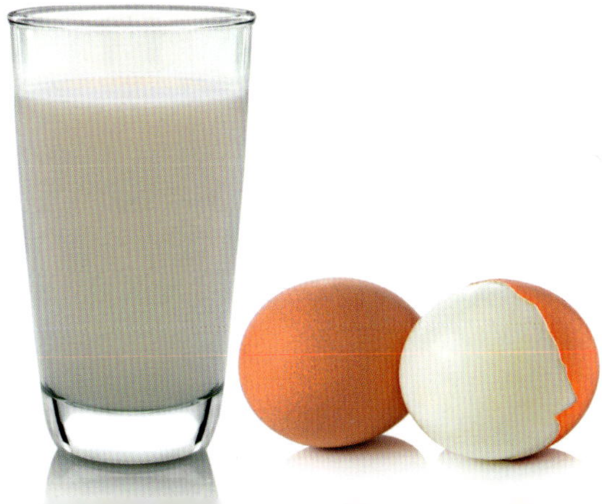

Vitamin-A-Normalwerte

- Erwachsene < 100 µg/dl

- Vitamin A kann in größerer Menge gespeichert werden. Vergiftungen sind bei nahrungsergänzender Überdosierung möglich.
- Ein Mangel macht sich durch Sehstörungen (Nachtblindheit), Hornhautdegeneration am Auge, Zahnwachstumsstörungen, Eintrocknung oder Verhornung der Schleimhäute und der Haut, Geschmacks- und Geruchsstörungen sowie Samenzellenreifestörungen bemerkbar. Möglicherweise ist chronischer Vitamin-A-Mangel ein Krebsrisikofaktor.

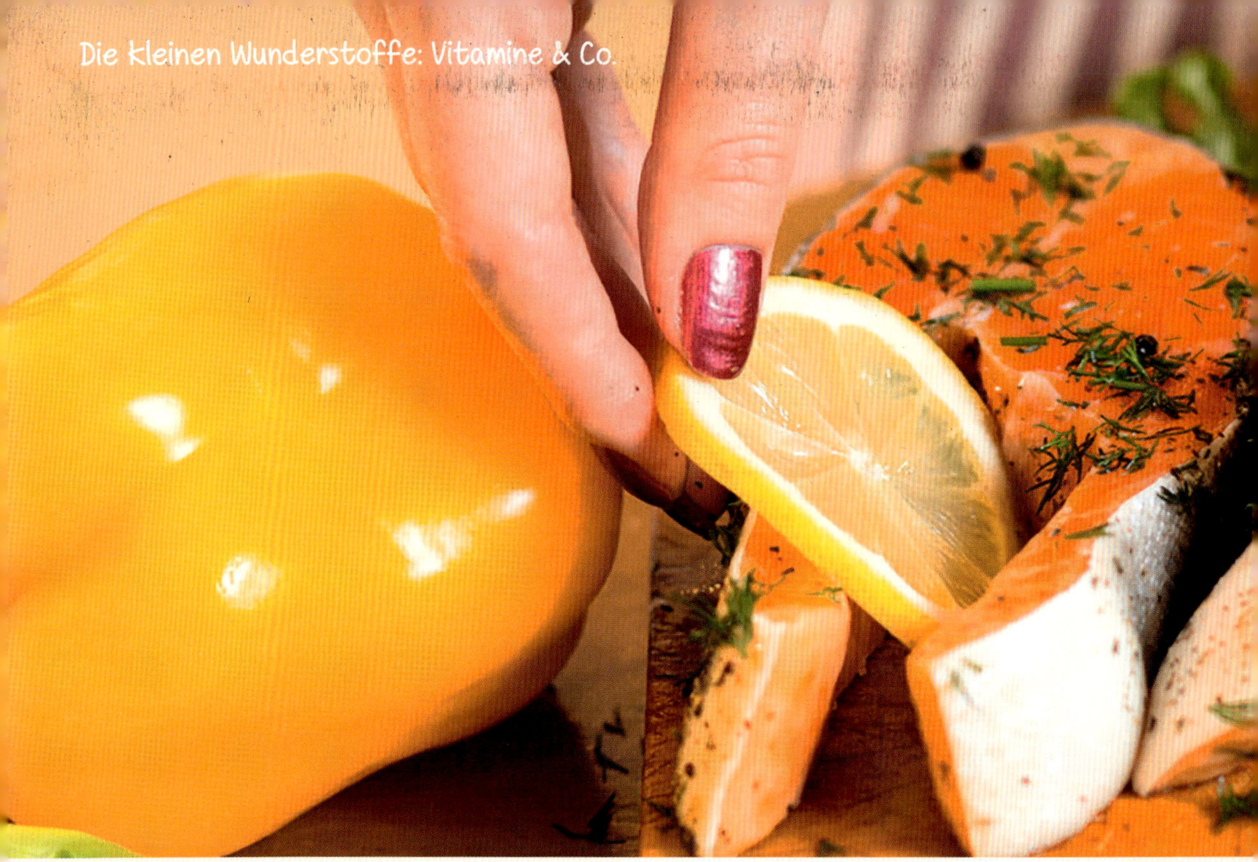

Vitamin B12

Das wasserlösliche Vitamin B12 (Cobalamin) kann in der Leber gespeichert werden. 1 bis 3 Milligramm gespeichertes Vitamin B12 versorgen einen Erwachsenen mehrere Jahre lang. Gesunde speichern in der Leber 2000 bis 5000 Mikrogramm Vitamin B12. Bei Kindern und Säuglingen kommt es leichter zum Vitamin-B12-Defizit. Das Vitamin ist am Aufbau der Erythrozyten und am Homocystein-Stoffwechsel beteiligt und beeinflusst darüber hinaus den Eiweißstoffwechsel. Vitamin B12 kommt fast nur in tierischen Nahrungsmitteln (Fleisch, Leber, Fisch, Milch und Milchprodukten) vor.

Vitamin-B12-Normalwerte

• Erwachsene	211–911 ng/l (156–672 pmol/l)

- Erhöhte Werte sind unbedenklich.
- Ein Mangel kommt bei Erwachsenen, die sich mit vollwertiger gemischter Kost ernähren, nur selten vor. Vegetarier und Veganer sollten ihren B12-Haushalt im Auge behalten und das Vitamin gegebenenfalls supplementieren.

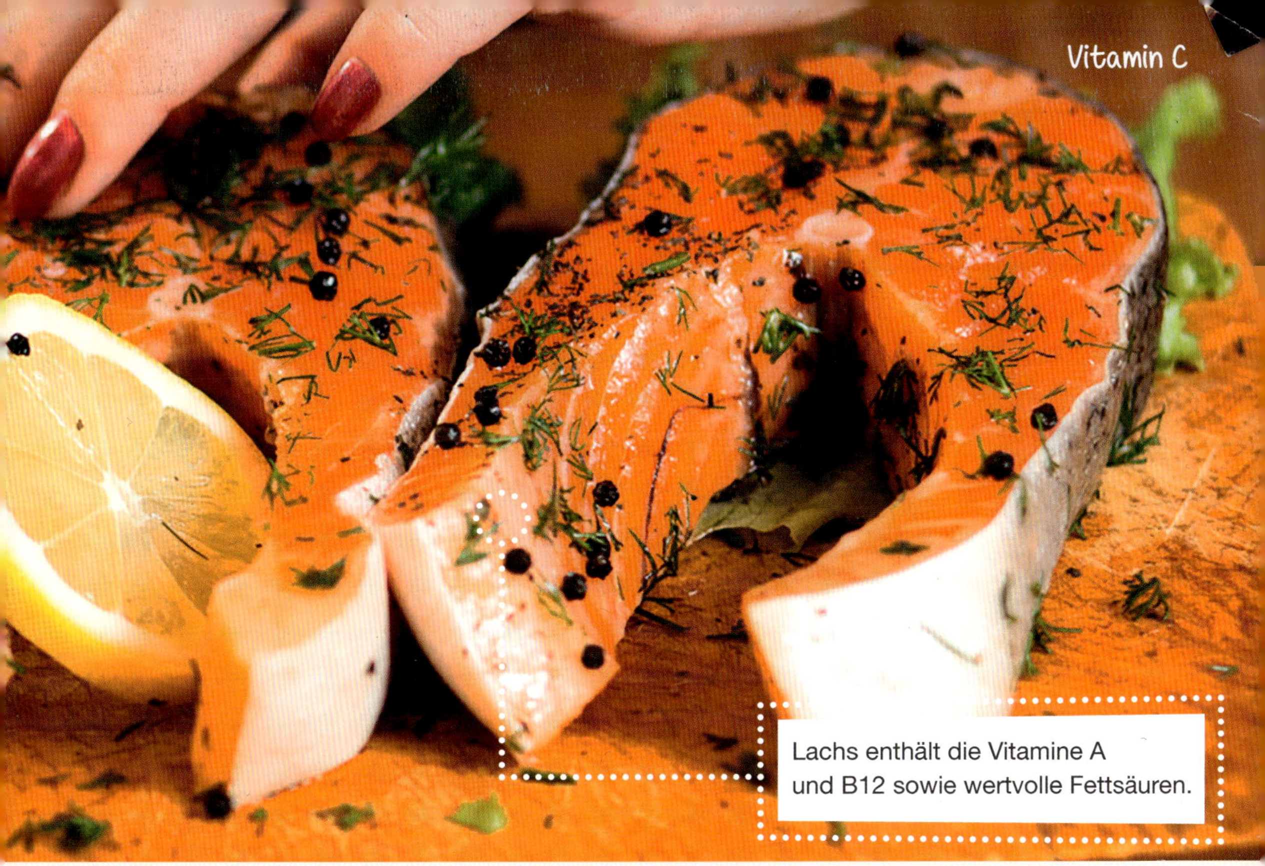

Lachs enthält die Vitamine A und B12 sowie wertvolle Fettsäuren.

VITAMIN C

Im Gegensatz zu den meisten Tierarten kann der menschliche Organismus das wasserlösliche Vitamin C (Ascorbinsäure) nicht selbst herstellen. Vitamin C wird vom Körper für zahlreiche lebenswichtige Vorgänge gebraucht. Unter anderem fördert es die Aufnahme von Eisen aus der Nahrung, stabilisiert Bindegewebe, stärkt das Immunsystem, beeinflusst die Produktion von Hormonen des Nervensystems günstig, wirkt entgiftend und antioxidativ. Vitamin C macht gefährliche Nitrosamine, die sich im Magensaft bilden, sowie Schwermetalle, lebertoxische Stoffe und Bakteriengifte unschädlich und wirkt außerdem krebsschützend. Es schützt vor Eiweißverzuckerung in den Blutgefäßen (Glykierung bei Diabetes), übermäßiger Blutfettbildung und neutralisiert Umweltgifte und Schadstoffe in Lebensmitteln.

Vitamin C findet sich in größerer Menge überwiegend in frischem Obst und Gemüse. Da es durch Hitze zerstört wird, ist bei Lebensmitteln, die durch Wärmeanwendung haltbar gemacht oder ungekühlt gelagert wurden, mit Vitaminverlust zu rechnen. Wer täglich ausreichend Vitamin C zuführt, schützt wirksam seine Gesundheit.

Vitamin-C-Normalwerte

- Erwachsene ≥ 0,9 mg/dl (≥ 50 µmol/l)

- Hochdosierte Zufuhr von Vitamin C ist unbedenklich.
- Symptome von Vitamin-C-Mangel: Müdigkeit, Leistungsschwäche, Appetitlosigkeit, Wundheilungsstörungen, Neigung zu Infektionen, Abwehrschwäche und Eisenaufnahmestörung.

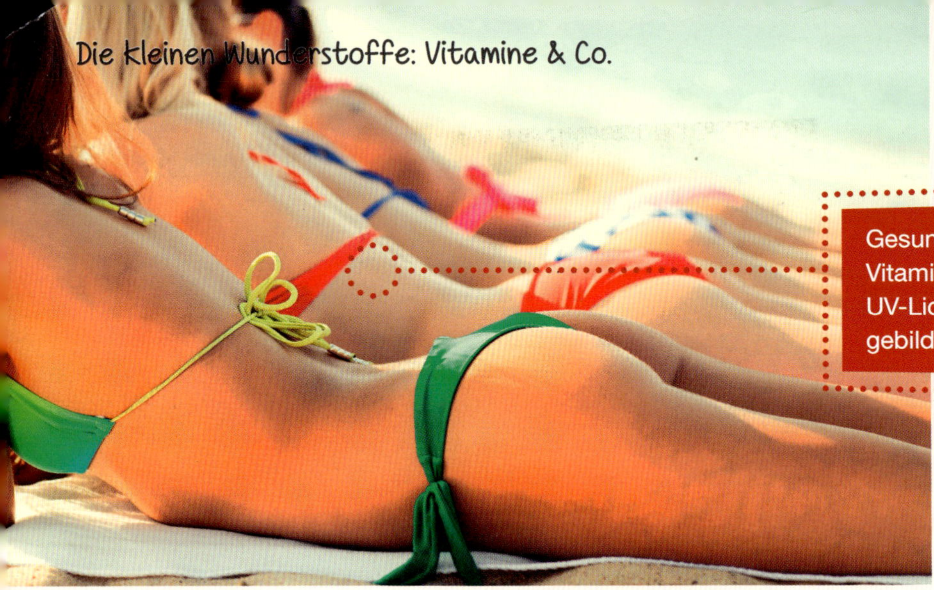

Gesundes Sonnenbad: Vitamin D wird unter UV-Lichteinfluss in der Haut gebildet.

VITAMIN D

Vitamin D gehört zu den fettlöslichen Vitaminen. Tatsächlich handelt es sich um eine Gruppe verwandter Verbindungen. Sie haben verschiedenen Ursprung und sind im engeren Sinn keine Vitamine, da die Haut durch UVB-Bestrahlung (Sonnenlicht) Vitamin D3 aus einem Steroid (7-DHC, Provitamin D) herstellen kann, das im Körper wiederum aus Cholesterin erzeugt wird. 95 Prozent des Vitamin-D-Bedarfs werden durch die Produktion in der Haut unter dem Einfluss von Sonnenlicht gedeckt, der Rest kommt von wenigen Nahrungsmitteln. Die beiden wichtigsten Vitamin-D-Formen sind:

- Vitamin D2 (Ergocalciferol, entsteht aus Ergosterin in Pflanzen und Pilzen) und
- Vitamin D3 (Cholecalciferol, entsteht aus 7-Dehydrocholesterol in höheren Tieren).

Vitamin D hat die Eigenschaften eines Hormons: Es wird im Körper gebildet und wirkt als Botenstoff, der in vielen Körpergeweben und Organen Funktionen steuert. Um gesund zu bleiben, muss sich ausreichend Vitamin D im Blut befinden. In Deutschland und weltweit herrscht Unterversorgung mit Vitamin D. Als Tagesbedarf werden mindestens 800 IE (Internationale Einheiten) Vitamin D3 pro Tag empfohlen.

Unter Sonnenlichteinfluss entsteht in der Haut aus der Vitaminvorstufe 7-DHC das Prävitamin D3, das zeit- und temperaturabhängig in Vitamin D3 (Cholecalciferol) umgewandelt wird. Aus Cholecalciferol wird in der Leber die Hormonvorstufe Calcidiol (25(OH)D) gebildet. Im Blut zirkulierendes Calcidiol wird anschließend nach Bedarf in den Nieren und zahlreichen Organen und Körpergeweben in das aktive D-Hormon Calcitriol umgewandelt.

Ein ausreichend hoher Vitamin-D-Spiegel im Blut ist sehr wichtig für die Gesundheit und das Wohlbefinden: Vitamin D ist am Knochenstoffwechsel beteiligt und aktiviert bestimmte Gene sowie das Immunsystem.

Vitamin D3 kann man zur Supplementierung in Tropfen- oder Tablettenform oder als Anreicherung von Nahrungsmitteln zuführen, um einem Mangel vorzubeugen oder Mangelerscheinungen zu behandeln. Jeder Mensch sollte wenigstens einmal im Leben seinen Vitamin-D-Status bestimmen lassen. Im Labor wird dazu der Wert von 25(OH)D im Blutserum bestimmt.

Da die Feststellung des Vitamin-D-Status eine individuelle Gesundheitsleistung ist, müssen Sie die Kosten meist selbst tragen. Die Laboranalyse kostet um die 30 €. Mit Blutabnahme und Beratung summiert sich das Ganze beim Arzt auf ca. 50 €. Achten Sie darauf, dass nur der 25(OH)D-Wert (Calcidiol) und nicht der 1,25(OH)D-Wert (Calcitriol) bestimmt wird. Der Calcitriol-Wert ist zur Beurteilung des Vitamin-D-Status irrelevant und teuer!

- Erhöhte Werte sind selten.
- Ein deutlicher Mangel führt zu einer ganzen Reihe unspezifischer, meist chronischer Beschwerden – von Abgeschlagenheit und Allergien über Depression und Migräne bis hin zu Rückenschmerzen, Schlafstörungen und Wadenkrämpfen.

Vitamin-D-Status
25(OH)D (Calcidiol)

- regelrechte Versorgung 30–100 ng/ml (80–250 nmol/l)
- optimale Versorgung 40–60 ng/ml (100–150 nmol/l)
- relativer Mangel 21–29 ng/ml (52–72 nmol/l)
- absoluter Mangel < 20 ng/ml (< 50 nmol/l)
- übermäßige Versorgung 100–150 ng/ml (250–325 nmol/l)
- Überdosis > 150 ng/ml (> 325 nm)

Bei schlechtem Vitamin-D-Status sowie zur Vorbeugung eines Mangels, der Osteoporose begünstigt, zur Immunstärkung und Krebsprävention ist die Supplementierung mit Vitamin D3 empfehlenswert: je nach Bedarf mit 800 bis 4000 IE oder mehr pro Tag.

Gut zu wissen: Gesundheitsvorteile durch Vitamin D

Knochengesundheit	• Vorbeugung von Osteopenie, Osteoporose, Osteomalazie, Rachitis und Knochenbrüchen
Zellschutz	• Vorbeugung gegen bestimmte Krebsarten wie Prostata-, Brust-, Darm-, Eierstock-, Bauchspeicheldrüsenkrebs u. a. • Vorbeugung von Infektionen, Erkältung, Asthma und Heuschnupfen
Organgesundheit	• Vorbeugung von Herzerkrankungen und Schlaganfall • Vorbeugung von Typ-2-Diabetes und entzündlichen Erkrankungen
Muskelfitness	• Verbesserung der Muskelkraft
Immunstärke	• Vorbeugung von Autoimmunerkrankungen wie Multiple Sklerose, Typ-1-Diabetes, Morbus Crohn, rheumatoide Arthritis u. a.
Nervenschutz	• Vorbeugung von Depression, Schizophrenie, Autismus, Alzheimer-Demenz u. a.
Wohlbefinden	• Vorbeugung von Winterdepression, Beschwerden bei prämenstruellem Syndrom, Schlafstörungen • Verbesserung des Wohlbefindens und der Lebensqualität

Praxistipp: Vitamin-D-Test zu Hause

Wenn Sie an unklaren Befindlichkeitsstörungen leiden, aber ansonsten gesund sind, ist ein 25(OH)D-Test empfehlenswert. Sie wissen dann, wie gut Ihre Versorgung mit Vitamin D ist. Sollte sich eine Unterversorgung ergeben, können Sie durch D3-Supplementierung (Tabletten/Tropfen) Ihr Wohlbefinden verbessern. Blut zur Feststellung des Vitamin-D-Spiegels wird mittels einer Schnapplanzette aus der Fingerbeere gewonnen. In einem typischen Testset finden Sie eine Anleitung, zwei Lanzetten zur Blutabnahme mit Trocken- oder Alkoholtupfer, ein Probenröhrchen, einen Probenbegleitschein mit Barcodeaufklebern und eine Versandtasche (Porto bezahlt). Wenn Sie erfolgreich Ihr Blut abgenommen haben, schicken Sie die Blutprobe ein. Ihren Befund können Sie online abfragen und downloaden. Vitamin-D-Bluttestsets für zu Hause kosten im Internet etwa 30 €.

VITAMIN E

Das fettlösliche Vitamin E (natürlich vorkommendes D-Tocopherol) ist wie Vitamin C ein starkes Antioxidans. Darüber hinaus beeinflusst Vitamin E den Fettstoffwechsel günstig. Es kann Arteriosklerose-, Herz-Kreislauf- und Krebserkrankungen vorbeugen und vor degenerativen Prozessen im Alter schützen. Viele Frauen setzen bei prämenstruellen Beschwerden sowie während der Wechseljahre erfolgreich Vitamin E ein. Auch Patienten mit Neurodermitis können von einer Supplementierung profitieren.

- Erhöhte Blutwerte sind unbedenklich.
- Ein länger bestehender Mangel kann zu Muskelschwäche und Blutbildungsstörungen führen. Symptome sind trockene, faltige Haut, Konzentrationsstörungen, Leistungsschwäche, Müdigkeit und Reizbarkeit, schlecht heilende Wunden. Überdies begünstigt Vitamin-E-Mangel Arteriosklerose.

Praxistipp: Vitamin-E-Küche

Vitamin E ist in allen naturbelassenen Pflanzenölen wie Maiskeim-, Distel-, Oliven-, Weizenkeim-, Soja-, Leinsamen-, Erdnuss- und Sonnenblumenöl ebenso enthalten wie in Pflanzenmargarine, Mandeln, Haselnüssen und Oliven. Bevorzugen Sie kalt gepresste Pflanzenöle. Vitamin E ist relativ stabil gegen Hitze. Je niedriger die Temperatur und je kürzer die Erhitzung, desto mehr Vitamin E bleibt erhalten.

Vitamin-E-Normalwerte

- Erwachsene 5,1–17,8 mg/l (12,0–42,0 µmol/l; Empfehlung: > 30 µmol/l)

MAGNESIUM

Der Mineralstoff Magnesium (Mg) ist für die Aktivierung von mehr als 300 Enzymen erforderlich und ein Gegenspieler von Calcium. Nur ein Drittel des mit der Nahrung zugeführten Magnesiums wird im Dünndarm aufgenommen, der Rest wird mit dem Stuhl ausgeschieden. Magnesium ist vor allem in Knochen- und Weichteilgewebe gespeichert. Der Magnesium-Stoffwechsel wird von den Nieren reguliert. Außer für die Enzymaktivierung ist Magnesium auch für den Energie- und Fettstoffwechsel von Bedeutung. Darüber hinaus wirkt es dämpfend auf die peripheren Nerven an der Muskulatur. Im Herz-Kreislauf-System bewirkt Magnesium eine verbesserte Energie- und Sauerstoffausnutzung.

Magnesium-Normalwerte

Magnesium im Blut

• Blut	1,7–2,6 mg/dl	(0,70–1,05 mmol/l)

Magnesium-Ausscheidung im Urin

• 24h-Urin	7,3–12,2 mg/24h	(3–5 mmol/24h)

- Wenn die Werte im Blut auf mehr als 6,08 mg/dl (2,5 mmol/l) erhöht sind (Hypermagnesiämie), können Beschwerden auftreten.
- Welchen Krankheitswert ein Mangel hat, ist unklar. Magnesiummangel könnte Bluthochdruck begünstigen. Eine Vielzahl von Beschwerden werden auf Magnesiummangel bezogen: Benommenheit, Zittern, Angst, Depression, Herzdruck, Durchblutungs- und Herzrhythmusstörungen sowie Wadenmuskelkrämpfe.

Praxistipp: Magnesiumküche

Alle Vollkornprodukte, Hülsenfrüchte und Nüsse enthalten viel Magnesium. Nüsse enthalten sehr viel Fett und sind deshalb sehr kalorienreich.

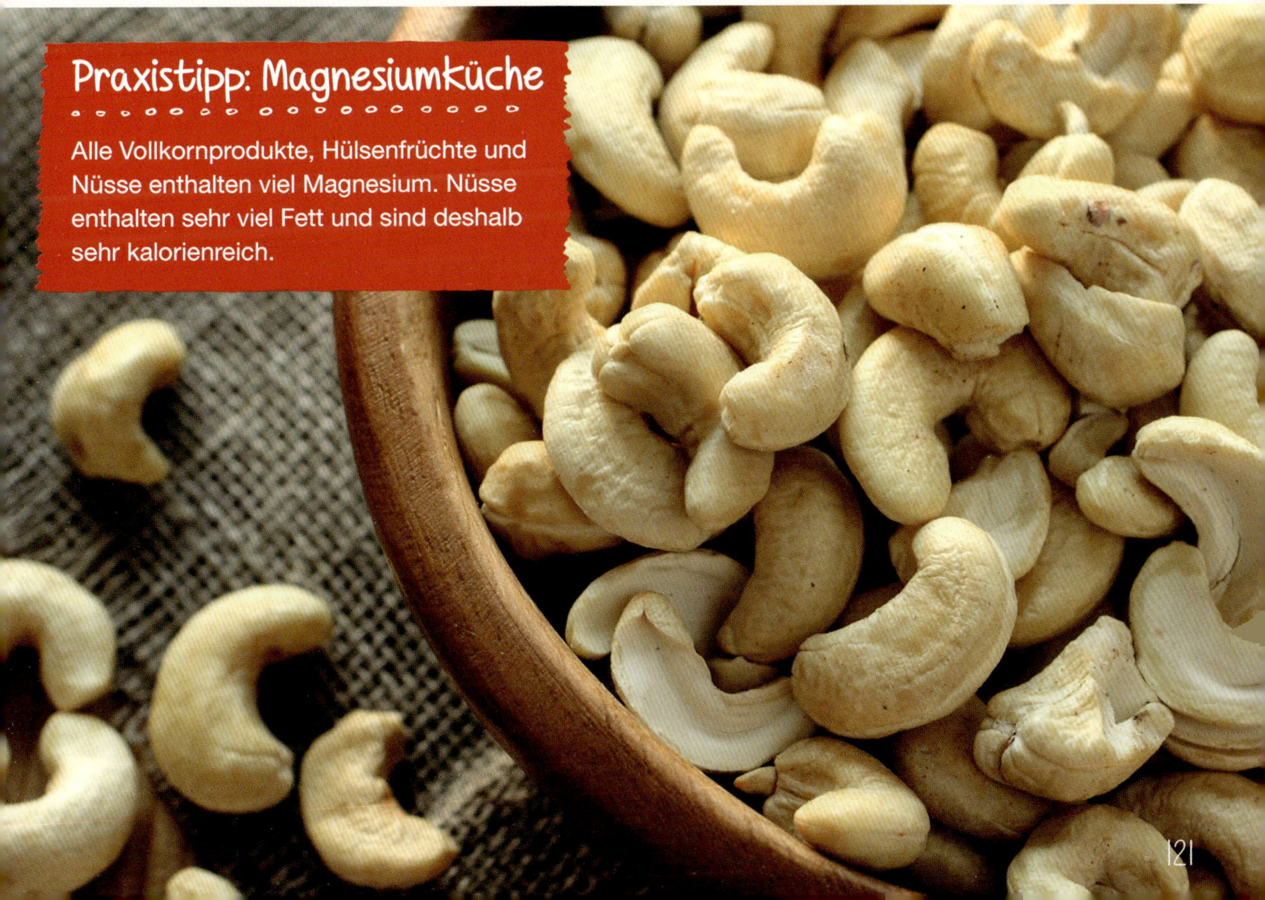

ZINK

Zink (Zn) ist ein bläulich-weißes, sprödes Metall und als lebenswichtiges (essenzielles) Spurenelement an vielen enzymatischen Reaktionen beteiligt. Es spielt vor allem für die Steuerung der Eiweißproduktion eine wichtige Rolle und stabilisiert oder hemmt zahlreiche Zellfunktionen. Zinkhaltige Metalloenzyme beeinflussen den Zucker-, Fett- und Eiweißstoffwechsel. Darüber hinaus fördert Zink die Immunfunktionen und wirkt antioxidativ. Zink wird über den Dünndarm aufgenommen und über Verdauungssäfte wieder ausgeschieden. Größere Zinkmengen finden sich in Knochen- und Muskelgewebe sowie in Blutbestandteilen. Über Nahrungsergänzungsmittel sollten nicht mehr als 100 Milligramm Zink pro Tag zugeführt werden.

Zink-Normalwerte

Zink im Blut

• Blutserum	0,6–1,2 mg/l	(9–18 µmol/l)
• Vollblut	4,0–7,5 mg/l	(61–115 µmol/l)

Zink-Ausscheidung im Urin

• 24h-Urin	0,15–0,80 mg/24h	(2,3–12 µmol/24h)

- Akute Vergiftungen (ab 2000 Milligramm Zink pro Tag) machen sich durch Übelkeit, Erbrechen, Gastroenteritis, Schwindel, Antriebsschwäche und Bewegungsstörungen bemerkbar.
- Zinkmangel kann zu entzündlichen Hautveränderungen, Haarausfall, Appetitverlust, Durchfall, verringertem Geschmacks- und Geruchsempfinden, verzögerter Wundheilung, Unfruchtbarkeit, Infektanfälligkeit und Störungen des Wachstums bzw. der sexuellen Reifung bei Jugendlichen führen.

Praxistipp: Zinkküche

Zink kommt hauptsächlich in Vollkornprodukten, Fleisch und Hülsenfrüchten vor. Zink aus tierischen Nahrungsmitteln kann vom Körper besser verwertet werden als Zink aus Pflanzenkost.

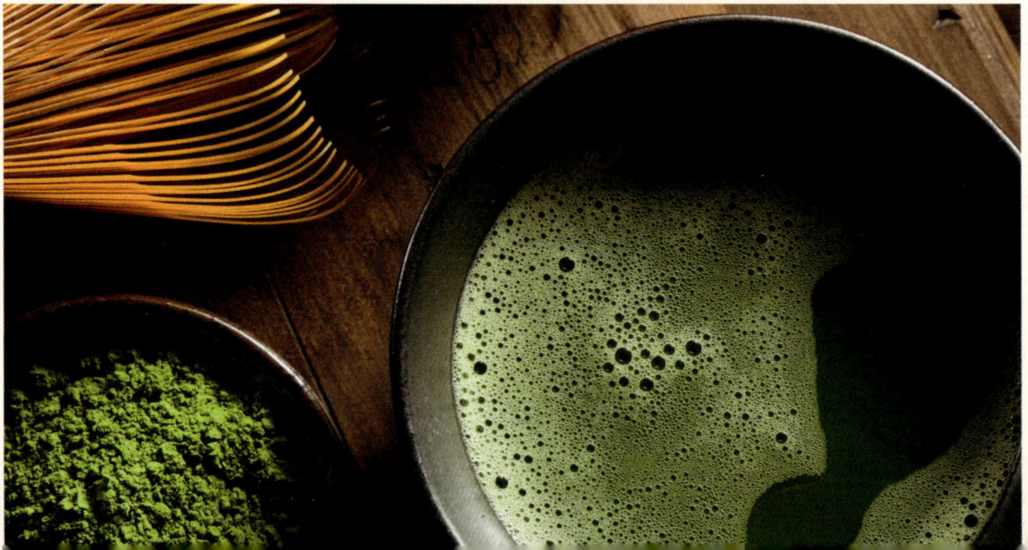

VITAMIN-REZEPTE

BEEREN-KIRSCH-ORANGEN-SMOOTHIE

Zutaten für 2 Personen:
150 g Erdbeeren, 50 g Himbeeren, 50 g schwarze Johannisbeeren, 50 g Kirschen, 2 Minzstängel, 1 Blutorange, 5 Eiswürfel

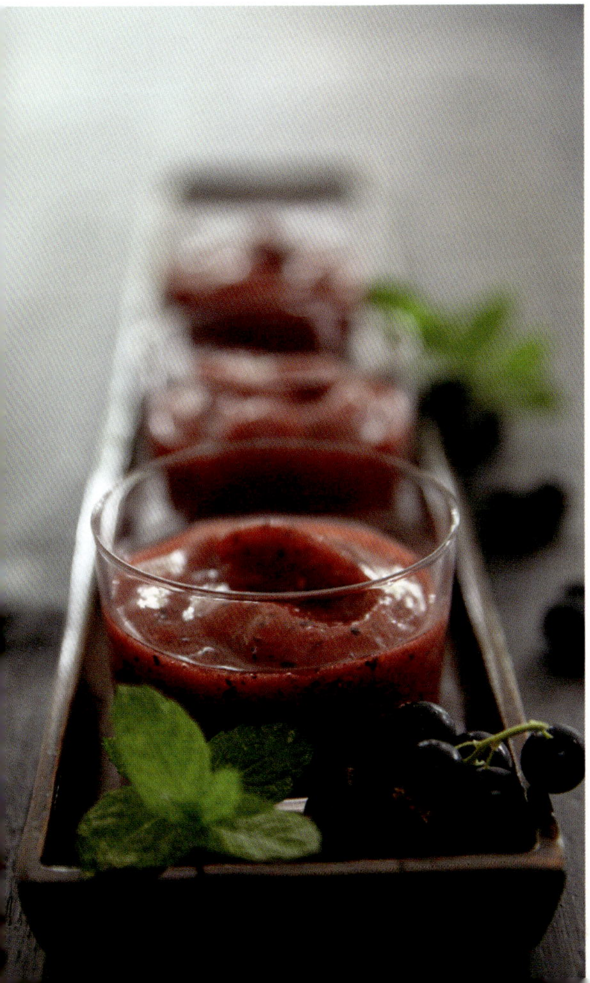

Zubereitung:
Erdbeeren, Himbeeren und Johannisbeeren waschen und putzen.
Die Beeren in ein hohes Gefäß oder einen Standmixer geben. Die Kirschen waschen und entsteinen. Das Entsteinen geht leichter von der Hand, wenn Sie sie zuvor einige Minuten ins Gefrierfach legen. Die Minze waschen, trocken schütteln und die Blätter abzupfen, anschließend ebenfalls in den Mixer geben. Ein paar Blätter für die Garnitur zur Seite legen. Dann die Blutorange auspressen und den Saft zu Beeren und Kirschen gießen. Einige Eiswürfel hinzufügen und alles gut durchmixen. In die Gläser füllen und mit einigen Minzblättern garnieren.

Gesundheitsvorteil: In Kirschen stecken jede Menge Mineralstoffe wie Calcium, Kalium, Magnesium oder Eisen.
Das Steinobst enthält die Vitamine B1, B2, B6 und C.

ORANGENSALAT MIT MANDELN UND SCHOKORASPELN

Zutaten für 4 Personen:
8 frische Minzeblätter
4 Orangen
1 große Handvoll gehobelte Mandeln
4 EL Wasser
6 EL extrafeiner Zucker
1 Vanilleschote
100 g vegane Bitterkuvertüre, geraspelt

Zubereitung:
Die Minzeblätter in feine Streifen schneiden. Die Orangen schälen, die weiße Innenhaut vollständig entfernen und die Früchte quer in dünne Scheiben schneiden. Dabei sämtliche Kerne entfernen. Die Orangenscheiben mittig auf einzelnen Tellern anrichten und die Minze und die Mandelhobel darüberstreuen. In einem kleinen Topf das Wasser mit dem Zucker zum Kochen bringen und das Mark der Vanilleschote hinzufügen. Bei mittlerer Hitze köcheln lassen, bis es zu einem goldgelben Sirup wird. Von der Kochstelle nehmen und mit einem Teelöffel über die Orangenschalen träufeln. Am Ende mit den Schokoraspeln garnieren.

Tipp: Wenn Sie gerade keine Orangen zur Hand haben, können Sie auch Clementinen oder Mandarinen verwenden.

Gesundheitsvorteil: Orangen enthalten Vitamin C, Mandeln Vitamin E und Magnesium.

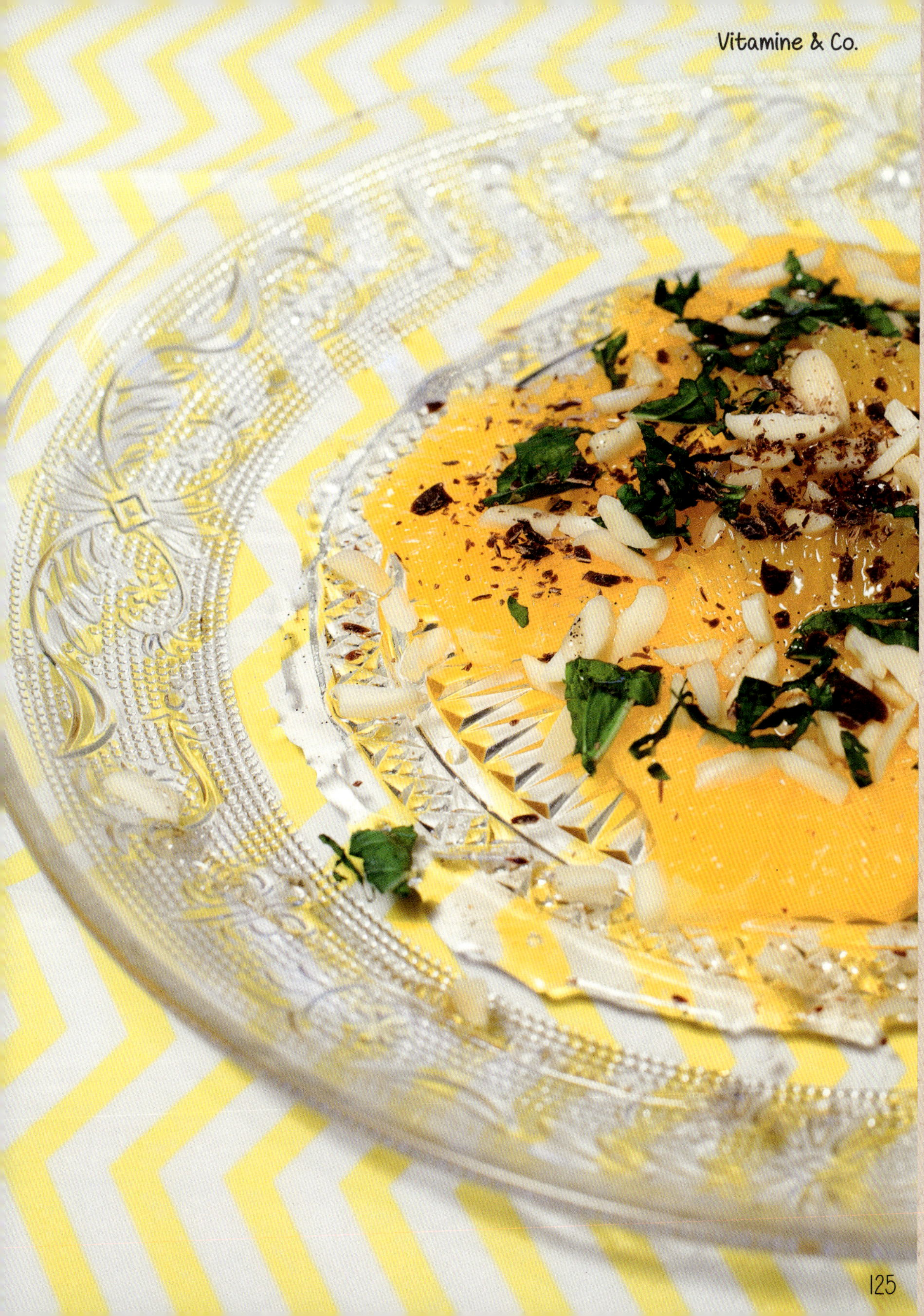

DIE WICHTIGSTEN LABORWERTE

Laborwerte	Normal-/Referenzwert Männer	Frauen
AP (alkalische Phosphatase)	70–175 U/l	55–147 U/l
Bilirubin (gesamt)	0,1–1,2 mg/dl	
Blutkörperchensenkungsgeschwindigkeit (BSG)	3–7 mm	4–11 mm
Blutzucker (nüchtern)	65–100 mg/dl (3,5–5,5 mmol/l)	
Calcium	8,8–10,2 mg/dl	
Chlorid	95–105 mmol/l	
Cholesterin (gesamt)	200 mg/dl (5,2 mmol/l)	
Eisen	35–168 µg/dl	23–134 µg/dl
Erythrozyten (rote Blutkörperchen)	4,5–5,9 Mill./µl	4,1–5,1 Mill./µl
Fibrinogen	1,8–3,5 g/l	
Gesamteiweiß	66–83 g/l	
GGT (Gamma-GT)	12–55 U/l	9–38 U/l
GOT	10–50 U/l	10–35 U/l
GPT	10–50 U/l	10–35 U/l
Hämatokrit	46 Vol%	42 Vol%
Hämoglobin	14,0–17,5 g/dl	12,3–15,3 g/dl
Harnsäure	3,6–8,2 mg/dl	2,3–6,1 mg/dl
Harnstoff	17–43 mg/dl	
HDL-Cholesterin	≥ 35 mg/dl	
Kalium	3,6–4,8 mmol/l	
Kreatinin	0,67–1,36 mg/dl	0,57–1,17 mg/dl
LDL-Cholesterin	< 160 mg/dl	
Leukozyten (weiße Blutkörperchen)	4000–10.000 Leukozyten/µl	
Natrium	135–145 mmol/l	
Phosphat	2,6–4,5 mg/dl	
PTT (partielle Thromboplastinzeit)	26–36 Sekunden	
Quick (Thromboplastinzeit)	70–130 %	
Thrombozyten (Blutplättchen)	140–360 x 10^9/l	
Triglyceride	150 mg/dl	